心机妈妈

SMART MOTHER

—— 育儿用点小「心机」孩子聪明又伶俐

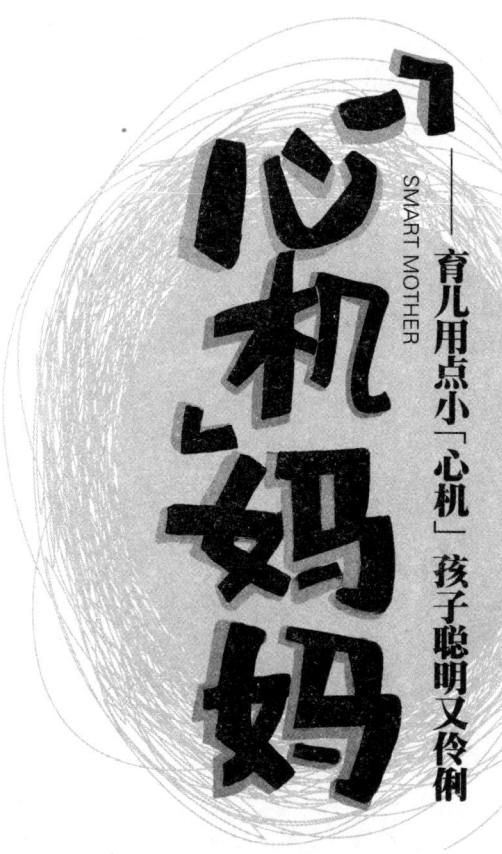

蒋静 ◎ 著

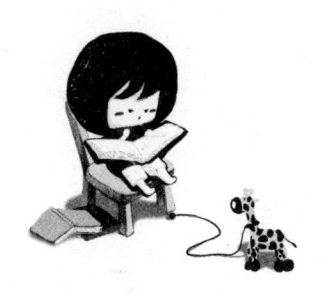

光明日报出版社

图书在版编目（CIP）数据

"心机"妈妈：育儿用点小"心机"，孩子聪明又伶俐/ 蒋静著. — 北京：光明日报出版社，2012.3
ISBN 978-7-5112-2166-7

Ⅰ. ①心… Ⅱ. ①蒋… Ⅲ. ①婴幼儿－哺育－基本知识 ②婴幼儿－家庭教育－基本知识 Ⅳ. ①TS976.31 ②G78

中国版本图书馆CIP数据核字（2012）第023429号

"心机"妈妈：育儿用点小"心机"，孩子聪明又伶俐

著　　者：蒋 静	
出 版 人：朱 庆	终 审 人：孙献涛
责任编辑：庄 宁	责任校对：孙静静
封面设计：米屋 loisql@hotmail.com	责任印制：曹 诤

出版发行：光明日报出版社
地　　址：北京市东城区珠市口东大街5号，100062
电　　话：010-67078247（咨询），67078270（发行），67078235（邮购）
传　　真：010-67078227，67078255
网　　址：http://book.gmw.cn
E - mail：gmcbs@gmw.cn　zhuangning@gmw.cn
法律顾问：北京市洪范广住律师事务所徐波律师

印　　刷：三河市华润印刷有限公司
装　　订：三河市华润印刷有限公司
本书如有破损、缺页、装订错误，请与本社联系调换

开　　本：787×1092　1/16	
字　　数：173千字	印　张：15.5
版　　次：2012年4月第1版	印　次：2012年4月第1次印刷
书　　号：ISBN 978-7-5112-2166-7	

定　　价：29.80元

版权所有　翻印必究

目录 Contents

第一章　美好的性格是一生的财富

一、太阳牌乌鸡　　　　　　　　　　002
　　在你心里播下快乐的种子　　　　003

二、那我吵谁　　　　　　　　　　　007
　　爱，所以无条件接纳　　　　　　008

三、到底冷不冷　　　　　　　　　　012
　　第一次为故事而哭　　　　　　　013

四、相当诱惑　　　　　　　　　　　016
　　用心陪着孩子玩　　　　　　　　017

五、我的小黑鱼　　　　　　　　　　022
　　我们都是大自然的孩子　　　　　023

六、关于流浪的困惑　　　　　　　　026
　　买下最后的红薯　　　　　　　　027

七、别冤枉我　　　　　　　　　　　031
爱我你就夸夸我　　　　　　　　032

八、太恶的梦　　　　　　　　　　035
幽默给你个台阶　　　　　　　　036

第二章　父母越"有心",孩子越"省心"

一、妈妈很苦恼　　　　　　　　　　040
你不说,孩子怎么知道　　　　　041
事前无规定,事后勿指责　　　　043
不要忽略习惯的影响　　　　　　044

二、滴水不沾的女孩　　　　　　　　046
关注夏天流鼻血　　　　　　　　047

三、捡回一家人　　　　　　　　　　050
小儿问起避孕套　　　　　　　　051

四、我觉得很好玩呀　　　　　　　　055
何妨狠心点　　　　　　　　　　056

五、床上舞台剧　　　　　　　　　　059
"十项全能"和"十项全不能"　　061

六、我的理想 **067**
　　哭一次又何妨　　　　　　　　068

七、为时已晚 **071**
　　只有这次，没有下次　　　　　072

八、关于结婚 **075**
　　关于结婚的那点想法　　　　　076

第三章　学习是自然而有趣的事

一、点头容易摇头难 **080**
　　定目标和摘果子　　　　　　　081

二、爸爸的奶瓶 **083**
　　在赶考幼升小的路上　　　　　084

三、我的时空概念 **089**
　　第一次玩真的考试　　　　　　090

四、不想上二年级 **093**
　　厌学为哪般　　　　　　　　　094

五、关于礼物 **099**

全家学习控	100

六、到底谁做作业　　　　　　　　　103
如果学习像呼吸一样自然　　　　　104

七、本末倒置　　　　　　　　　　　108
那些无言的爱　　　　　　　　　　109

八、我至少坚持了一点　　　　　　　113
无心插柳学乐器　　　　　　　　　114

第四章　吾家有儿初长成

一、凡事有主见　　　　　　　　　　118
宝宝要入园了吗　　　　　　　　　119

二、这种问题难不倒小孩　　　　　　123
十万个为什么　　　　　　　　　　125

三、想办法回大床　　　　　　　　　128
说说孩子分床睡　　　　　　　　　129

四、水不能喝太多　　　　　　　　　132
反抗期悄悄来临　　　　　　　　　133

五、凡事好商量	**136**
六、关于鱼	**141**
哪些地方不能碰	142
七、胃疼不影响生活	**145**
六岁男孩的性教育	146
八、不怕舒服	**150**
男生女生小纸条	151
九、第一次离开妈妈的怀抱	**154**
有一种爱叫做放手	157

第五章　教育并快乐着

一、晚起三慌三问	**162**
养花和养孩子	163
二、终于明白	**165**
我愿沾光被表扬	166
三、我的成人歌	**169**
第一次当主持人	170

四、把年货搬出来挨个尝	**173**
雷人英语Hold住	174
五、老外为啥不近视	**176**
整洁PK轻松	177
六、关于动物的对话	**179**
想象力的乐趣	180
七、不理你的种种理由	**182**
上课说小话	183
八、太阳哪儿去了	**185**
蹲下来的世界	186

第六章　家是我们能量的源泉

一、没理由不抱小孩	**192**
学习做孩子心目中的好父母	193
二、阳光一点	**199**
帮妈妈做做家务活吧	200
三、睡前之战	**203**

到底是谁分床焦虑	204

四、想和我睡不容易	**206**
世界上最好吃的羊肉串	207

五、说话要守信	**208**
我们逃课去玩儿吧	209

六、我也说句心里话	**212**
做妈妈的好朋友吧	214

七、人重要还是物重要	**217**
来，让我们抱抱	218

第七章　让温暖的亲情包围家

一、家有老寿星	222
二、送给父母最好的礼物	226
三、永不逝去的亲情	228
四、幸福感，有没有	233
五、挠挠"七年之痒"	236

第一章

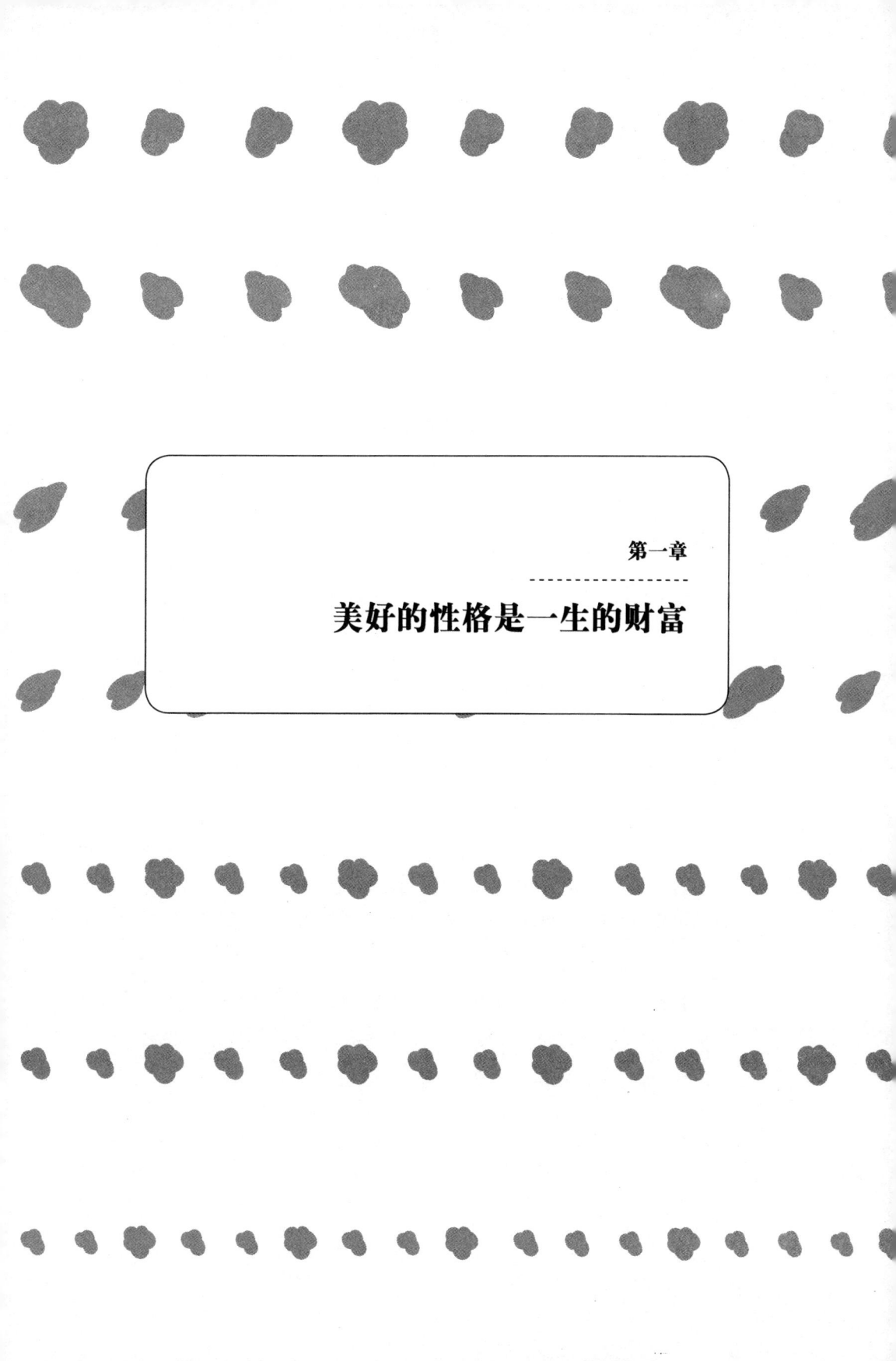

美好的性格是一生的财富

一、太阳牌乌鸡

顺顺 四岁

妈妈带我去逛超市,我坐在购物车里,可开心了,只见一排黑色的鸡整齐地躺在冰柜里,真奇怪,怎么会有这么黑的鸡呢?

"顺顺,你认识上面的这行字吗?"妈妈指着墙上的广告牌子考我。

我抬头看了看,一个大大的太阳下面写着七个字,我掰着手指想了想,"这有什么难的,我认识。"

妈妈很惊讶,"顺顺真的认识字呀,那上面写着什么呢?"

"我们是被晒死的!"我一个一个地指着,大声地念出来。

周围的叔叔阿姨迸发出一阵大笑,妈妈也笑得直捂肚子。

"没错呀,要不是被晒死,怎么会这么黑呢?"我说。后来我才知道,那上面分明写的是"北京太阳牌乌鸡"。

在你心里播下快乐的种子

"快乐"是一种心态,也是一种能力。成功且快乐的人生是圆满的,然而,并不是每个人都能到达成功的巅峰,从另一种意义上说,快乐地生活就是成功的人生。

如果说在人生的旅途中,挫折难以避免,那么,快乐的心态就是我们克服困难的武器,助我们失之坦然,得之淡然。

乐观开朗的心态是可以培养的,把快乐的元素点点滴滴地渗透到孩子的生活中,不仅让家庭充满了笑声,还会让孩子在不知不觉中收获坚强乐观的品质。

有一天,顺顺从幼儿园回来,说在幼儿园吃撑了,不想再和我们一起吃晚饭。可是,等大家都开始吃饭时,她又过来凑热闹。我说:"今天不许吃饭,要想吃得先答对问题,才能得到吃饭的奖励。"她觉得很新鲜,平时都是大家一个劲地劝她哄她吃,今天却破例不许吃。

"数数这是几块黄瓜?""这些豆子是单数还是双数?""猜猜这个菜的味道。""预测一下这碗汤要分几口喝下?""丝瓜是长在地里还是藤上?"……在这些有趣的问题的挑战下,顺顺被"奖励"了一碗米饭和一碗汤。她在开心的氛围里又吃下不少,还增长了知识。当吃饭变成了一种奖励,反而比百般哄劝或讲大道理更有趣一些。

回想在育儿的过程中,我们一直把乐观当做第一品质传给孩子,无论顺顺将来要做什么,都希望她以乐观开朗的态度生活。幼儿园老师经常说顺顺总是笑眯眯的,邻居朋友也说很少看见她哭。长大后,乐观带给顺顺的收益是，当她被批评或被要求改正时，当她评比落选失意时，她有足够的心理承受能力来应对，即使是有一时的伤心失落，也能很快调整好自己的心态，重新努力，并制订计划实施，做事情也有条不紊。大家都愿意和快乐的人做朋友，因为快乐像感冒一样也会传染。

有一次，我在做家务，顺顺一个人玩腻了，跑到厨房来"找茬"，说没有人陪她玩，不高兴。我想如果在这时候跟她说等妈妈干完家务活再陪你，要懂事什么的，她根本就听不进去。于是，我就变换方式跟她商量，"顺顺你看，妈妈在洗碗呢，你说我要怎么带你玩或者能跟你玩什么呢？如果你真的很想玩，我们只能玩一种将碗扣在你头上的游戏。"顺顺听了，意想不到地笑着跑开了，大概她也想象到被一个湿漉漉油腻腻的碗扣在头上是多么难受又滑稽的样子吧，可能她也明白了现在满手泡沫的妈妈是没法带她玩什么好游戏的。

一天早上送顺顺去幼儿园，碰巧电梯坏了，我们等了一会儿还没有修好。顺顺害怕迟到被老师批评，撅着嘴，我赶紧转移她的注意力，问她想不想和我一起早锻炼，去下一座"楼梯山"。

我拉着她走楼梯下去，一边走一边说："你看就当我们爬上了一座山，现在开始下山，下山总比上山轻松吧。让我们来猜一猜下一层是几层，看谁先猜对。"于是，顺顺饶有兴趣地跟我一起"下山"了，并且，一路上由猜测楼层数而练习了倒数数字。我假装猜不出或者比她猜得慢，在她说对时夸张地赞叹，偶尔我也会抢先猜对一个，让她还有点小小的竞争压力。就这样，二十多层楼，我们说说笑笑一点没停地走下来，也不觉得累。到了幼儿园，顺顺告诉老师，"我今天早锻炼了，下山时腿都要抽筋了也没吭声。"言语间透着骄傲。

在挫折中体会乐观，在乐观中变得坚强。如果说挫折是荆棘，乐观就是带我们自由飞翔的翅膀，越乐观，克服困难的勇气与力量就越大。

一次，我们在朋友家玩，突然下起了大雨，伴着冰雹。顺顺听到窗外打得噼噼啪啪的，害怕地说："妈妈，我们没带伞怎么回家啊？"我则用十分兴奋的表情告诉她，"你想怎么回家呀？我想下冰雹难得一见啊，我们可以在头上扣着个脸盆回家，这样冰雹就会落在脸盆底上，叮叮咚咚地响，多有趣啊！"她似乎也被我的创意感染了，想了想，说："那我们可不可以顶着脸盆，这样不仅会叮叮咚咚地响，还能接一盆冰雹回去呢。"是啊，我接着鼓励她再想想还有什么好办法。当然，我们后来没有这样回去，但显然这个等待的过程变得有趣起来。

清晨，叫顺顺起床，我轻轻地拍她，说："睡美人该起床了，王子要亲她一下了。"她就乐呵呵地起来，因为她知道所谓的"王子"就是妈妈，而所谓的"亲"就是"挠痒痒"了。给她洗脸时，我模仿她最爱听的"孙悟空三打白骨精"里的语气，把"得，哪里跑，吃俺老孙一棒！"改成"得，哪里跑，吃俺妈妈一帕！"，同时将洗脸毛巾拍在她脸上，她就乐得咯咯的。晚上洗澡时，我们采取的是抓阄来决定洗澡的顺序，顺顺也乐此不疲，天天准备纸条，组织我们抓阄排序洗澡，当她自己抓到第一时，就开心得不得了。

顺顺精力旺盛，很少有主动睡觉的想法，而把"睡觉"说成了"生长激素"后，这个代名词对顺顺的吸引力便大于它原本的意思，它意味着快快长高长大。

生活中点点滴滴的小事，都可以渗透乐观开朗的元素。

在快乐教育下，顺顺也变得风趣起来。她两岁的时候，我问她："什么车跑得快？"她说："飞机车跑得快。"当我们陪她玩累没劲的时候，她就会自我安慰，"爸爸妈妈没电了，玩不动了。"有一天，顺爸正唠叨她，她没回答，还说爸爸自己在说单口相声呢。

起雾了，顺顺说："今天我得驾着筋斗云去上幼儿园了。"下雨了，顺顺想用她新的小花伞，就煞有其事地说："伞是有保质期的，再不用就变质了。"

收录机坏了，里面哧哧作响，顺顺一边摆弄一边自我安慰道："里面在装修，等它装修好了再听吧。"

顺顺淘气时，我们逗她说："把你整托了，周末再接吧。"她就说："行啊，等我长大上班了，你们再把我整托吧。"

我们家的房子很小，将就满足基本功能，顺顺的小房间还是从客厅隔出来的，可就是在这个擦身而过的蜗居里，顺顺有着阳光般的心态，她有时会在某个角落里装作很遥远地喊："哎——你们在哪里呢？我在楼上呢——"我们也会故意拉长了音应答她："你在几楼呢？——我们在楼下呢——快下来吃饭吧——"整得我们像住着别墅似的。顺顺曾经画了一幢别墅的画，画得像一栋楼，每一层都分配了家里人，差不多有六层之多。她说这就是将来她要给我们买的别墅。而我们也被赋予了将来给她看菜园子的任务。光是这样憧憬一下，也很开心呢。

孩子是很容易满足的，一点小事就足以让他们快乐。如果我们转变一种方式，将教育当做快乐的事情，用幽默化解育儿过程的烦恼，把快乐的情绪和乐观的心态传递给他们，那么，孩子就会拥有坚强的性格、抗压的能力，同时，他们的快乐也会反过来感染我们。

在孩子的心里播下快乐的种子，收获自信的心态——这是我们送给孩子一生的礼物。

二、那我吵谁
顺顺 六岁

爸爸在家加班，对着电脑工作，我偏喜欢在他身边跑来跑去。

一旁看书的妈妈呵斥道："顺顺，别吵你爸，你再闹，他今天活又干不完了。"

我疑惑地问道："那我吵谁？"

妈妈愣住了，很无奈地说："你吵我们，我们都很烦唉！"

"如果你们都不烦，那我就该烦了！"

爱，所以无条件接纳

顺顺是一个比较自信的小女孩，体现在她凡事勇于实践，敢于坚持自己的想法，遇事不慌张，有主意。朋友说她是一个有安全感的小孩，需要她表现时她锋芒毕露、当仁不让，而当别人的才干超过她时，她也会微笑地在一旁静观欣赏，不争不抢不怒不妒。

这或许是因为她的内心温暖而强大，因为我们家人给予她的都是无条件的爱，这无条件的接纳让她能以十足的底气和勇气来面对生活和人生，不会因一时的失利而失去自信。她永远不会失去的就是我们的"爱"，这就是一切力量的源泉。

一天，顺顺问她姑姑，自己长大了会不会变成双眼皮。

"看来，顺顺对她是个单眼皮还挺在意的。"顺的姑姑跟我说。

我怀孕的时候，墙上贴着漂亮宝宝照，床头摆着婴儿画报，我幻想着女儿是个有着大大的眼睛圆圆的脸白白的皮肤小小的嘴、带着天使般微笑的孩子，至少她也是个双眼皮。

可是，事实证明了这就是个幻想。顺顺是晚上八点半出生的，当医生把刚出生的她抱到我面前说"是个公主，亲亲吧"，并把满身胎脂的小脸贴近我的脸时，疲惫不堪的我呆了。那是怎样的一张脸啊，皱巴巴的小脸，黄黄的皮肤像个干了水分的李子，扁扁的鼻子上布满了小白点，细细的小眼紧闭着，大嘴咧着哭。天啊，我见过的最丑的婴儿就是我自己生的女儿了，浓浓的母爱并没有随着孩子的降生而油然上升，失落感却随着身心俱疲和女儿的模样而咕嘟嘟地冒出来。

顺顺生下来后，也许对自己十分不满，哭了一整夜。第一次不能睡个完整的觉，让刚刚剖腹产大伤元气的我烦恼到了极点。母婴同室让我崩溃，我甚至想把她推到走廊上让她去哭个够。

让我更没想到的是这只是个开始，从此，我就与踏实睡个整夜觉告别了。她刚尿完又拉，刚换上干净的纸尿裤又褪下，那些黑色或黄色的粪便总是不可避免地沾在我的衣裙上；呕吐的奶瓣漫在我的枕头边；成天弥漫着一股奶酸味；她突然就把你辛辛苦苦喂进去的蛋黄在你还没有喘一口气的时候全吐出来，还带着无邪的笑；她大方地和小狗分享自己的勺子；她无缘由地哭闹不睡让你抱到腰断手麻；她的奶瓶每天都要消毒；她每天都要洗澡，不只一次；剪指甲是个工程，更不要试图给她理发；无论你是否困都不能睡觉，无论你是否饿都要放下手中的碗筷，无论你是否累都要陪她玩耍……这一切都在我似乎还没有准备好的时候突然一并发生了。

更让我不解的是，父母都是典型的双眼皮，女儿却有一双不折不扣的单眼皮，也许是我平时不经意的嘀咕让她记在心里了。

是啊，顺顺长大了，她在不断地接受这样的信息：漂亮的小孩子更惹人喜欢。那个有着雪一样白的皮肤，樱桃一样红的嘴唇，乌木一样黑的头发的白雪公主是多么让人羡慕。丑小鸭最后也是要变成白天鹅的，睡美人就是睡上千年也有王子的爱，灰姑娘更不用担心，因为她天生丽质，她的两个丑姐姐根本就不值一提，仙女当然会帮助她，而顺顺发愁的是，她什么时候才变成双眼皮。

每天出门前，我一边给顺顺擦防晒霜，一边在心里想，反正已经这么黑了，再晒也看不出来。可是，有一天顺顺洗完手，将手心摊在我面前，让我看，"妈妈，你别看我是个黑妹，可是我的手掌还是很白噢。"是啊，我可不忍心告诉她黑种人的手掌还是白的呢。

随着放在我手心里的小手慢慢长大，女儿带给我的快乐和满足抵过了把休息日交给儿童游乐园的无奈，抵过了把一个童话故事讲上百遍的烦恼，抵过了半夜里叫她起夜的困倦。她是那么活泼可爱、聪明伶俐、善解人意。当她挂着迷人的笑，撒娇地搂着我的脖子，挂在我的身上时，我欣然接受着疲惫的快乐，反而担心有一天她会不再与我这样亲昵，不再爬上我的大床，赖在我的身边，不再需要我给她讲故事。当然，我知道会有那么一天的，而且依然会在我没有准备好的时候。

当我半夜抱起四岁半的顺顺，把她放在痰盂上，让她的头靠着我的肩膀，看她边打着呼噜边尿尿的样子，当我每晚无数次给她盖上蹬掉的被子时，我觉得一切是那么理所当然，我已经习惯不睡一个完整的觉了。

女儿，漂亮的女孩子是招人喜爱，可是，如果你天生就是个单眼皮女生；如果你一直是个黑妹，其貌不扬；如果你棕黄色的头发就是那么难以梳理，永远不会变得又黑又亮；即使有一天魔镜告诉你："对不起，你不是世界上最美丽的人。"你也不必感到失望，因为我们爱你，无条件地全盘接纳你，因为你是我们的女儿。

女儿，也许有一天，你拿回分数不高的成绩单；也许有一天，你不再是班上那个领舞的人；也许有一天，你放弃学了许久还是不感兴趣的钢琴；也许有一天，你画的公主还是像个女巫，你掰上脚趾头也算不清别人找的钱是否正确……

也许有一天，你发现老师不像父母那么关注自己，同学不像姐妹一样忍让自己，领导不像爷爷那么平易近人，同事之间还有钩心斗角求全责备；也许有一天，你发现自己没有多大的成就，只是个平庸的职员；也许有一天，你发现生活有那么多挫折艰难……

如果有那么一天，那么，回家，将你的头靠在我的肩膀上，你就会感到爱，感到安全！是的，我和爸爸都是那个不在乎你的身高、体重、相貌、成就，永远接纳你的那个人，因为你是我们的女儿。

让我借用书里的一句话来向你承诺，"孩子，我将一直陪伴你长大、理解你、鼓励你，同时，我也要管教你，但我会温柔地待你。"别担心，你将会安心地去开创你的生活。

我爱你！你快乐，所以我快乐！

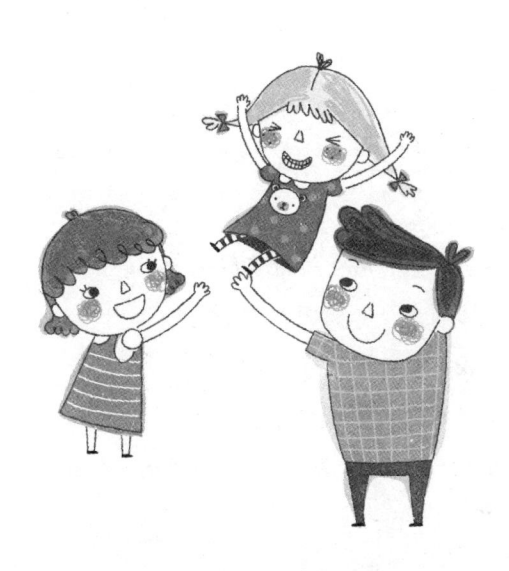

三、到底冷不冷

顺顺 六岁

上学的路上,我把脖子缩进衣服领子里。

妈妈担心地问我:"顺顺,你冷吗?"

我说:"我不冷。"

妈妈不解地问:"那你缩脖子干吗?"

我解释道:"外面冷,我不冷,我里面比较暖和。"

❧ 第一次为故事而哭

古人说"一日无书,百事荒芜",意思是说一天没看书,便没有心情去做其他的事。现代人生活节奏快、压力大,很少有人能静下心来踏实地读本书。然而,对于孩子来说,养成读书的好习惯是受用一生的。

成人不妨和孩子一起阅读,增加他的兴趣。好的书籍能影响人的一生,为孩子选择、推荐一本好书,也需要家长用心去做。

那天,我的心情不太好,不太想说话,就没有跟顺顺唧唧喳喳地分享白天的事,而是在临睡前顺手抄起一本新书给她读起来。书名叫《快乐王子》,没想到故事挺悲情的。

说的是有一个王子的雕像竖立在城里,全身贴满了金箔片,他有一双蓝宝石的眼睛,一颗红宝石镶嵌在他的剑柄上。

冬天,南飞的小燕子在这里憩息,发现王子的眼泪不停地滴下。王子说,他活着的时候很快乐,死后才发现城市里有那么多悲伤的事情。于是,善良的小燕子帮助王子将红宝石送给了穷苦的妇人,因为她的孩子正发着高烧,又没有东西吃;把一颗蓝宝石送给了手冻得不能写字、饿得两眼发昏的作家;另一颗蓝宝石送给了没有手套、没有袜子,身体冻得像冰棒一样,火柴又全掉进水沟里的卖火柴的小女孩。为此,小燕子延迟了去南方的日期,在王子的身边待了三天。而且,因为王子没有了眼睛,它决定留下来陪他。

但是，王子还是不快乐，直到小燕子把他身上的金箔一片一片啄下来，送给所有的穷人。北方开始下大雪了，快乐王子变得又灰又难看。小燕子冻死在王子的脚下，而雕像的心也裂成了两半，城市的人们用巨大的铁锤把雕像打得粉碎。

故事的结尾是这样的：

神对天使说："把这城里最珍贵的两样东西拿来给我。"

天使把雕像的心和小燕子带回了天堂。

神说："以后这只小燕子就永远留在天堂歌唱；快乐王子就住在黄金城里赞美我吧！"

当我读这个故事的时候，声音本来就低沉着，再加上这么感人的情节，我一边读，一边就克制着悲伤的情绪。不知道是我的声音哽咽，还是因为这个故事本身，当我读完的时候，顺顺居然哭了。

这是她第一次因听故事而哭，我也强忍着自己的眼泪，问她："为什么哭？"她说："你读的时候，我就已经哭了。"

我很意外顺顺会动感情了，本来还想做一番有关"善良""助人"之类的教育，但自己也忍不住，此时，我只能递给她一张纸巾，两人一起流眼泪。顺顺问："为什么小燕子不飞走，非要在北方冻死？"我说："他们是为了帮助别人才牺牲自己的，况且，神不是把它们接到天堂里去了吗？""可是，即使到了天堂，它还是一只死燕子啊！"顺顺依然伤心。我不知道怎么给她解释天堂，天堂是个多么空的概念，我也觉得这个故事太悲伤了。

第二天晚上，顺顺已经完全忘记了昨天的不悦，而我也不想再重复那个故事。孩子长大了，即使是听故事，也有自己的思考和想法，能表达自己的情感，并为故事中的情节感动和伤心。有时候，他们还不能把故事与现实完整地分开，依然相信童话是真实的。无论怎样，感情是真实的——感受不同的情感，也是成长的必经之路。

我想下次，我会挑选适合这个年龄段的小朋友读的故事，会先浏览一遍故事的梗概，在不影响故事大意的前提下，换一种方式，用自己的语言说出来，以孩子容易理解与接受的方式阅读。

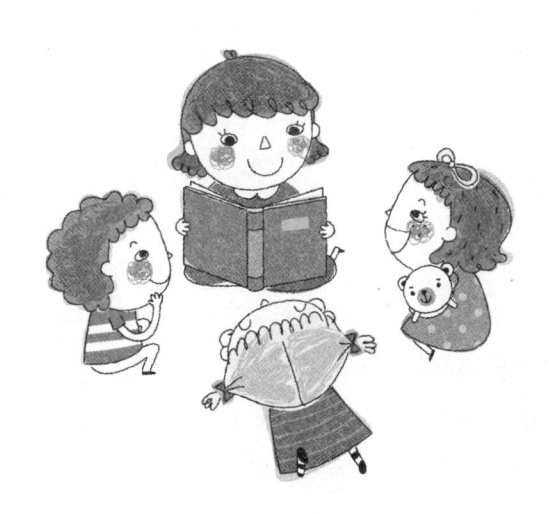

四、相当诱惑
顺顺 六岁

　　每天放学，我好不容易见到妈妈，就缠着她带我玩，可她工作累了、不耐烦了也会轰我。

　　有一天，妈妈说："顺顺你长大了，不会自己玩吗？"

　　我想想，回答她："如果你现在带我玩，等我长大了我就带你出国玩。"

　　看起来，妈妈相当动心。

🌿 用心陪着孩子玩

世界著名儿童心理学家皮亚杰经过长期的研究得出结论：孩子的智力是在玩中发展起来的。儿童期的思维主要是动作思维和形象思维。也就是说孩子不可能像成人那样静坐着思考问题，孩子必须在玩的过程中通过触摸事物，通过实际的摆弄和操作来认识世界。

朋友的孩子勇勇五岁，调皮得让父母头痛。家里就是他的战场，而且是刚遭到空袭过的战场，所有的玩具每天都要轮番翻出来玩一遍，可是又玩不久，丢得到处都是，拿着水彩笔到处乱画。朋友说，让他安静的办法就是看电视，看动画片，或者打游戏，久了又担心他的视力受影响。带他出去玩吧，家人也提心吊胆，勇勇也没有耐心和其他小朋友玩游戏，自己一边喊叫一边跑个不停，即使妈妈和阿姨"围追堵截"也"抓"不住他，一时管不住，三天两头就有其他家长来告状。朋友常对我说："好羡慕你有个女孩啊！"

其实，只要是小孩子，天性就是"玩"，无论男孩女孩。只要一觉醒来，他们就好像上足了发条的机器，劲不使完，不会停下来。

捉迷藏、跳皮筋、跳房子……还记得这些曾伴随着我们童年的游戏吗？如今，我们的孩子在玩什么呢？他们轻而易举地拥有太多玩具，遥控车、奥特曼、陀螺战斗王、电子宠物、变形金刚、看电视、打游戏、滑板、上网。据说前几年有一种"死亡游戏"（游戏者腹部受到一阵挤压，大脑短暂性缺血，出现窒息，这种窒息后的晕厥就类似于人在死亡的边缘体验），当然已被明令禁止，最近，竟然听说某地的小学生在玩《死亡笔记》，他们相信只要在上面写下想要杀死的人的名字，就会变成现实。看看，我们的孩子在玩什么，真让人触目惊心。

记得顺顺十三个月刚学会走路的时候，她光着脚在家跑来跑去，视野开阔了，兴奋不已，到处都是她的游乐场。那时，她就像个小机器人一样，给她一个指令，她就会去做，比如"去床头拿一本书""绕过桌子来亲妈妈一下""打一下娃娃的屁股"，她接受了指令就无论"千辛万苦"也要去完成，完成了就会开心地拍着手鼓励自己说"顺顺真棒"。那时，我们甚至教一岁的顺顺学会了踢球和做十个"仰卧起坐"。有一阵子她爱上了走"迷宫"和"拼图"，我们除了给她买拼图玩具和"走迷宫"的书籍，还带她去公园体验"迷宫"。当我们在"迷宫"的出口鼓励并等到她走出来时，她就开心得不得了。

渐渐地，顺爸教会了顺顺下"五子棋"、对魔方、打羽毛球、乒乓球、跳绳、踢毽子，爷爷教会了顺顺下象棋、写大字，奶奶教会了顺顺缝补，姑姑教会她玩游戏，而我则和她一起阅读，陪伴她学会了弹古筝、跳舞、轮滑、游泳……顺顺的运动能力发展得不错，体育成绩都是优良。目前小学低年级体育课测试两项，她跳绳180个/分钟（一、二年级100分标准是145个/分钟），坐位体前屈达到22厘米（一、二年级100分标准是15.1厘米）。在健身园里，顺顺经常一轱辘就灵巧地翻上双杠，体校的体操和击剑来选拔人才都看上了她，希望我们送她去训练。在家里，业余时间她喜欢画画，用废旧的物品做手工制品，并乐此不疲。其实，不论孩子玩什么，家人在一起互动的时光，才是最值得珍惜的。勇勇的父母就是因为工作太忙没有时间陪他玩，或者累的时候就嫌他闹让他自己玩，没有引导和陪伴，才会导致孩子不知道玩什么，由着性子闹。

我三岁的小外甥旺仔也非常调皮，假期来我家里玩，在床上、地上蹦个不停，一不留心，他就将一盒枣兜头扣下来，撒了一地，你这边忙着收拾呢，他转身就将搁在桌上的玻璃牛奶瓶拨弄下桌，摔成粉碎，真是让人手忙脚乱，防不胜防。看护他的人每天就忙着围追堵截，收拾残局，觉得非常累。

其实，旺仔也是可以安静下来的，当他依在我怀里听故事时，就会饶有兴趣，也会配合问题去思考，甚至愿意一个接一个地听；当他看米奇动画时，也会耐心地坐上好久；你带他游戏的时候，他还会反复地唱一首幼儿园学来的歌，乐此不疲。

看起来旺仔似乎总是在顶撞大人，夹杂着许多叛逆的话语，可当我凑在他耳边跟他说悄悄话："旺仔，大姨最喜欢你了！"他也会美滋滋、笑眯眯地学样凑在我耳边，跟我说悄悄话："我最喜欢大姨了！"

瞧，当你说了孩子想听的，他自然就会说你想听的。

你怎么引导和教育，就会造就什么样的孩子。

现在的孩子有更多的机会接触丰富多彩的文体活动，如果有条件，可以带他们去看话剧、听音乐会、看木偶剧，出去旅游，创造见多识广的机会。有意义地"玩"，不仅有利于孩子的全面发展，也能帮助发掘孩子在不同方面的才华：素描和绘画可以帮助孩子发展手部和眼部的协调能力；参加演讲和戏剧演出可以增强孩子的自信心、演讲能力和社交技能；音乐课可以让孩子在音乐的感染力中享受乐趣；跳舞则有助于孩子的体格成长和动作技能的发展……总之，在孩子"玩"的问题上，父母应该陪伴并起到一定的引导作用。

1.身体力行。父母的兴趣爱好无疑会影响孩子，耳濡目染，孩子容易将父母的爱好当成自己的爱好。孩子喜欢模仿成人，家长喜欢的，他也会感兴趣。所以，家里的成员应该有健康的活动，并且倡导健康的娱乐活动氛围，如定期组织成员去打球、游泳、健身，如果父母成天在家打麻将，很难想象孩子会安心做作业。父母应经常给自己充电，学习一些与体育、自然有关的知识。这样，父母在与孩子交谈的时候才有话可说，凭自己的智慧引导孩子正确的爱好。

2.尊重兴趣。兴趣是最好的老师，如果孩子对体育锻炼感兴趣，就鼓励他去参加各种竞赛活动。父母可以在家里与孩子一起欣赏各种体育节目，一起评论，有条件的话还可以带孩子去观看体育比赛。安静的孩子爱棋类、游泳，活泼的孩子爱球类、跑步，孩子的兴趣因人而异，所以家长也不必强求，不要非得按自己的喜好去要求孩子。课余报的兴趣班，最好是要尊重孩子的意愿。

3.亲近自然。孩子在自然中能增长知识、增强体质。父母可以利用休闲时间带孩子旅游、远足、登山、长距离骑自行车、划船，到城市周围的公园、博物馆或名胜古迹游览等，这样不仅可以增长见闻，还可以增加他对运动、自然的兴趣。可以进行一些家庭竞赛，比如登山、跑步比赛等，亲子互动更添情趣。和农村的孩子结对玩也是不错的办法，这样，孩子既有了玩伴，也开阔了眼界。

4.培养习惯。利用小区里的跑步机、吊环、单双杠、拉力器、秋千等健身器材，与孩子一起锻炼。同时，要注意培养孩子身体的全面协调能力，不要光锻炼手臂忽略了脚力，反之亦然。关键是家长是否有意识、能否抽点时间同孩子一起玩，教会他们怎么玩得好、玩得健康，这才是最重要的，只要孩子养成了良好的体育锻炼习惯，他就不会为了发散多余的精力再去捣乱。而且，运动不仅能增强体魄，还能增加信心。

5.因地制宜。如果确实没有时间，也可以进行饭后散步或室内活动。我记得小时候，父母拆了门板架在桌子上给我们当乒乓球台。学校里的体育活动也可以搬回家来做，做健身操、掷沙包、仰卧起坐、俯卧撑、蹲跳楼梯、立定跳远、玩哑铃等。父母完全可以将这些有益的"玩"带到孩子的生活中来。

一个人的业余爱好，能看得出这个人的品位，也能塑造这个人的性格。在游戏中，孩子能够学会如何有创造性地克服生活中面临的困难，而且，玩游戏的能力也对他们将来的发展有着深远的影响。如果孩子有机会以各种方式游戏且得到父母的鼓励，将来便可以勇敢地面对困难甚至喜欢接受挑战。我们也期待开发儿童玩具和游戏、运动的专家，能开发出更多有益健康的娱乐方式，给孩子们更丰富的选择。

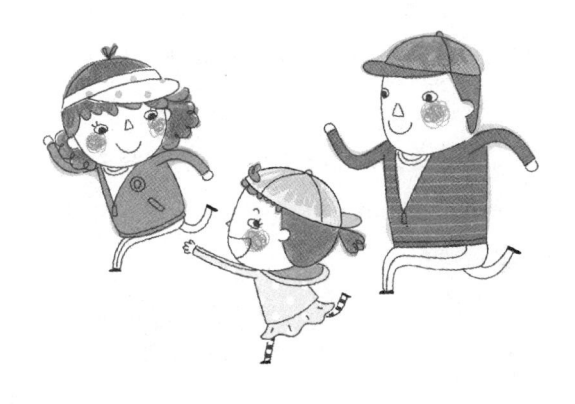

五、我的小黑鱼

顺顺 八岁

两个月前，外婆给我买了四条小金鱼，买来的时候，小黑鱼最小，其他比它大得多的金鱼经常抢它的食物，所以，它每次都吃不饱。

可是，比它大的金鱼，因为吃得太多，慢慢都撑死了。

所以，这条小黑鱼一直活到了今天。千万不能吃太多。你看，它现在游得多开心呀！

🌿 我们都是大自然的孩子

"大自然所带给孩子的审美情趣和精神世界同样是丰富而深邃的。对自然万物的认知、了解、喜爱，会让孩子从小就拥有一颗敏感而纯粹的心，有着一双至善至美的眼睛，发现这个世界的美丽之处。同时，大自然所带给孩子的精神影响也是深远的。人世间的哲理和真义，几乎都能够从大自然的斗转星移中找到原始的出处。"

有一天，在放学的路上，我们看见一只小麻雀从路旁的树干上掉下来，正巧掉在停在路边的一辆自行车的车篮里。那骑车人不忍心弃之而去，四处张望，看见我们正好经过，连忙把顺顺叫过去，问她："小朋友，你能把它带回去，好好照顾它吗？"

顺顺惊喜地看着这只弱小而又惊慌的小麻雀，她还没有这么近距离地接触过一只活麻雀呢。小麻雀的眼神清澈又无助，顺顺与它对视的时候，扑扑楞楞的它安静了一会儿，我几乎感受到生物心灵的相通。

我们把小麻雀接了过来，它瘦小的翅膀扑腾着，微小的身体有些许温热，它惊惶失措，让人怜惜。此时我们才发现，有一只大麻雀在树干的另一边飞来飞去，徘徊不去，又不敢靠近，"那大概是它的妈妈吧，"顺顺说，"它妈妈在找它，我们把它放了吧。"

我们双手捧着把小麻雀举起放在树干上，只见它慌张地抓住树干，歪歪斜斜的，似乎随时都会掉下来。可是，它并没有放弃，奋力地一点点向上扑腾，慢慢地，它越爬越高，直到我们确认没人可以够着它，相信它会同妈妈相聚,顺顺才安心地走开。

从小就对小动物有着深厚感情的顺顺,在她还不到一岁的时候,坐在童车里,任凭家里那只大"黑贝"舔她的脚掌,她却毫不介意,她吃小元宵,自己吃一口,把勺子伸过去让小狗也吃一口,共同分享。等她大点了,小狗也长大了被拴在树上,顺顺每天都要指挥爷爷抱着她去摘树叶给小狗吃,虽然这并不合小狗的胃口,她还是乐此不疲。

顺顺两岁的时候,跟小狗在院子里踢球,小狗把乒乓球叼走了,顺顺也只是跟在后面说:"抢什么抢呀,不跟顺顺抢。"她把小狗当朋友了。

有一次,顺顺在观察蚂蚁洞的时候,旁边的小男孩用小棍子将蚂蚁洞挑开,拨弄得乱七八糟,而顺顺只是心疼地在旁边修复它们的洞,并且在附近找一些食物碎屑堆在洞口,放在小蚂蚁看得见或者会经过的地方。看见它们齐心合力往里搬运的时候,她很是开心。

顺顺会画画的时候,她自己做了两本小画书,一本是《可爱的水果朋友》,说的是一个水果不开心,各种水果在一起,大家心里很高兴。还有一本叫《小蚂蚁历险记》,薄薄的几页,记录了一队蚂蚁旅行团外出旅游,遇见了暴风雨,于是队长扯了一片长长的柳叶,足以给全体队员遮风避雨的故事。这两本小画书真是让人忍俊不禁又爱不释手。

假期里,我们去北京延庆的水泉沟游玩,顺顺看到树林间跳跃的松鼠,小溪中随处可见的成群结队的蝌蚪,又惊讶又开心,拿起渔网在前面带队,边走边捞,极尽耐心,并自称是"渔网队队长"。

虽然几经周折,暴晒加耐心,顺顺还真捞了不少的"战利品":小鱼小蝌蚪,小田螺小青蛙,配上鲜活的水草,把一个矿泉水瓶装点得活色生香。可是在归途中,顺顺却背着我把它们都放了。我问她这么费劲捞的怎么还没带回家欣赏就轻易放了?她说:"如果今天它们跟我们回家，也许明天就找不到它们的妈妈了，现在它们出来玩久了，天黑了，妈妈找不到它们也会着急的。"

"渔网队"的口号是，"渔网渔网，网了就放"，捞的过程开心，已经足矣。

每次去附近的公园，顺顺都会指着池塘向别人介绍，我们家养过乌龟、鱼、螃蟹、小鸭子……现在它们都在这里生活呢。

顺顺也动过养小猫小狗的念头，可是一说到我们上班上学后，无人照料，它们会寂寞，顺顺就放弃了。顺顺曾经养过两只小仓鼠，也因为照料不善，先后患病。所以，顺顺宁愿只是看看而已。有一次，她在一家宠物店的玻璃橱窗外看了好久，恋恋不舍，我们告诉她，如果养，就要对它们负起责任，善始善终，否则就是害了它们。等她有能力的时候，再决定。

顺顺喜欢《我的野生动物朋友》这本书，书里记录了一个小女孩从小与动物一起生活的经历，图文并茂。看到小女孩与各种动物相爱相依，无拘无束像一家人，顺顺十分羡慕，她在作文中引用了文中的一段话，"没有动物，人类会是什么？如果动物绝种断根，人类也会失去生存的理由。因为人类会步其后尘，遭受灭绝的命运。万物都有关联，一损俱损。不管世上发生什么事情，人与动物都是地球的子孙。"

喜欢动物的小孩子是善良的孩子，他们对生物持着平等的态度，与它们为友、为邻，在大自然中练就博大和宽容的胸怀，长大了，也会与人为善，倡导和谐。

六、关于流浪的困惑
顺顺 五岁

我在电视上看见一则新闻,一个小孩和大人走失了。"这家人还真行,把孩子给丢了,怎么不把他们自己给丢了呢,是坏人吧!"我发表见解。

爸爸妈妈哈哈大笑,说:"哪有父母想把自己的孩子弄丢的?一定是不小心走散了。大人孩子都很着急呢。"

"可是,我每天在小区里看到三只流浪狗,它们或许也是跟爸爸妈妈走散了吧。可是它们每天自由自在地在草地上打滚,看起来很开心呢!这是为什么呢?"我问,"还有,那天在商场里,爸爸跟我们走散了,怎么没有变成流浪爸爸呢?"

买下最后的红薯

做个优秀的人也许不那么容易,做个善良的人却很简单,有时候,只需要举手之劳,我们就可以做到。给别人带来快乐的一瞬,或者带来一生的影响,也许就在我们的一念之间。

看见那些好手好脚却在街头乞讨的人,出于一个母亲尽量保护孩子纯净天空的简单愿望,我总是绕道而过。实在躲不过去时,面对顺顺的询问,我只好敷衍她,那些人因为不好好学习,没有生存的技能,所以以乞讨为生,但这是没有尊严的事。

对于那些身有残疾的乞讨者,我更愿意给他们一些食物。

某个路口停车等红灯时,总有一个老人在沿车乞讨,顺顺趴在车窗上看,我也会受不了他一再地作揖敲窗。有一天,顺顺突然对我说:"妈妈,他每次都在这个路口要钱,不怕车会撞到他吗?"

我说:"是呀,是挺危险的,可谁不到迫不得已的时候,要在这么危险的地方乞讨啊。"

顺顺却说了一句让我吃惊的话:"妈妈,你别同情他了,他既然不怕被撞,就说明他有钱为自己治,所以不用担心。"

我好惊讶,女儿成熟的思考和回答,让我措手不及,同时有些隐隐的担心,她小小的心灵会不会因此而变得冷漠。

记得顺顺三岁时,一天我领她在小区里玩,遇到一个老妇,衣衫倒是很整齐,操着外地口音,她一直跟着我们,说来京找不到家人,身上没有钱已经几天没吃东西了（后来发现这样的事很多），可当时为了培养孩子的爱心，我便抱着顺顺，领着那老妇到小区里一家卖馒头的小摊，用一元钱买了三个馒头给她。顺顺趴在我的肩膀上，突然说："妈妈，光吃馒头会干，她没有水喝。"为女儿的这句善良的话，我又带她去买了一瓶水。不知道那老妇的遭遇是真是假，但在孩子的眼里，一切都是美好的，所以人与人之间要互相帮助。

而今天，长大的顺顺面对车流中的老人，却开始有了自己的思考。我是该庆幸还是该难过呢？

冬夜，很冷，刺骨的寒风，街头只有一个卖红薯的，瑟缩着，等人经过时就说："三元两个。"我们已经走过去了，又返回去买了两个，看他的车上稀稀拉拉剩下几个小红薯，索性都买下了。

顺顺问我："妈妈，咱们今天晚上就只吃红薯吗？"

"不是，"我说："我们买了，他就能早点回家。"

"为什么呢？"

"这么冷的天，他卖完了红薯，就能早点回家吃饭了呀！"我说。

"我们把他的红薯都买光了，那他回家吃什么啊？"顺顺不解地问。

"卖完了，他就不用吃红薯了，他的孩子也不用吃红薯了。"我笑着说。

顺顺若有所思，她也许还不太懂，可是她的心里一定有颗善良的种子，在合适的时候会生根发芽。我的顾虑或许多余，她长大了，需要在善良的基础上学会思考和分辨真伪，这样也能保护自己。

顺顺三岁的时候，顺爸的同事要去孤儿院，我们收拾了一大包顺顺小时候的衣服，告诉她是给那些没有爸爸妈妈的小孩子穿，她说也要去收拾一下她的玩具送给他们。

现在，九岁的顺顺在班上经常主动帮助同学，每天准备铅笔橡皮时会多准备一些，说是怕同学忘了带，可以借给他们。她带上订书器，说提供给同学订复习卷。老师让她回来复印卷子，她总会叮嘱我多复印几份，说万一有同学要补考，可以用。老师们都很乐意让她做个小助手，帮忙拿拿本抱抱书，她总是很开心地去做。

一天，有个同学生病了，顺顺主动陪着同学去校医务室，并把她送到传达室等家长来接。晚上放学回家，她打电话问候生病的同学，并且把老师布置的作业一一转告她。

出去演出时，顺顺不仅拎着快有她高的大皮箱上宾馆的楼梯，还返回来帮助一年级的小同学拎上去，往往要往返三次，老师、同学都管她叫"韩队"。

顺顺在耳濡目染中学会了关心人，一岁的顺顺在顺爸上班出门前会说："爸爸上班赚钱买东西给顺顺吃！"五岁时就会提醒爸爸，"小心点慢慢的，早点回来！""记得带钥匙带手机！"顺爸感动万分。

外婆回老家，顺顺提醒她带上牙膏，在火车上要注意看管物品，上下铺时要小心，还提醒外婆在火车上上厕所时，要把好扶手，因为火车会突然顿一下，等等。顺顺还负责敦促我少吃辣椒，少喝咖啡，记得加衣服，我们都说她是个"小管家婆"，可是我们也很乐于享受这样的"管"。

一天，顺爸给了顺顺七个一角硬币，她并没有拿去喂她的小猪存钱罐，而是慷慨地递给我，说："给你自己去买双拖鞋吧，再买件衣服。你看你的衣服都开线了。"末了还补上一句，"买了先将就穿着，等我赚钱了，再给你买好的。对了，顺便也给奶奶买一双拖鞋。"她还以为七角钱有多大的作用呢！

某天，我感冒要戴口罩出门，翻了半天，找到一个非典时留存的手术专用口罩凑合。顺顺看到包装上面的说明，"如果使用不当，可能导致疾病或死亡……"她坚决不让我戴，我再三保证正确使用也不行。结果，在她的坚持下，我戴了她的小口罩出门，虽然口罩小得几乎遮不住脸，还有点脏，但我决定服从女儿的管理。

老师们都说顺顺是个善良、乖巧、懂事的孩子，相对于学问和才华而言，真诚、体贴与善良的品质更是我们送给孩子的最为珍贵的礼物。

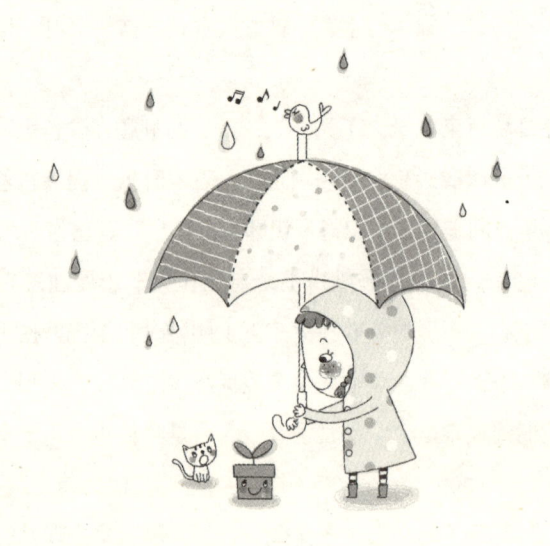

七、别冤枉我

顺顺 六岁

姑姑正在复习，她坐在床沿上看书，看我待在一旁无所事事，怕我捣乱，便吩咐我帮她梳头。

我正站在床上仔细给姑姑梳头呢，爷爷一进来就警告我说："顺顺，姑姑在看书复习，你还在那儿给她梳头，这不是打扰她吗？"

我非常不服气地回答："爷爷，你没搞清楚，书在姑姑的头下面，头发在姑姑的头上面，都不相干的事，我梳头怎么打扰她看书了？"

爱我你就夸夸我

春节晚会上，一曲"爱我你就陪陪我，爱我你就亲亲我，爱我你就夸夸我，爱我你就抱抱我……"充满童趣、充满人性，童声稚语也唱出了孩子的心声——他们需要爱，需要陪伴，需要赞美。

越来越多的家长意识到，好孩子是夸出来的，适当的赞扬是一种正面强化，"肯定"的语言让孩子越来越自信；相反，成天生活在责骂与否定环境下的孩子，则会越发调皮叛逆，走向家长期待的反面。

记得有个心理学的小游戏，主持人让大家集中思想，在心里默默地想一种水果，但是，主持人一再提醒大家"不要想苹果，不要想苹果，千万不要想苹果"，然后迅速地追问："大家都想到了什么水果？"大多的声音会回答"苹果"，因为被负面强化，人很容易地屏蔽了"不"字，而只留下了"苹果"的印象。

生活中，我也曾遇到这样的情况，同事晚星将一堆资料交给打印店打印，因为这些资料要用于病人访谈，所以认真负责的她反复在电话中强调：不要印成红色！只要不印成红色，什么颜色都可以。过了一段时间，打印店送来打印好的厚厚一摞资料，居然全是粉红色。晚星生气地责问打印店："明明跟你们说得很清楚，除了红色都可以。为什么还是印成了红色？"那边的人也很尴尬，一个劲儿地道歉，解释道："我们只听到了'红色'。"这就是典型的负面强化。

为了做到正面强化，我们也学着经常表扬顺顺，夸她乐于助人，夸她自己的事情自己做，夸她自觉做作业，夸她能帮大人做家务，甚至夸她是美女。我们越夸她，她就做得越好。

渐渐地，我们发现，顺顺对那些有些不切实际、夸大其词的赞美显示出了不屑。如果她没有考一百分，连她自己回来都不太满意，如果这时我们还夸奖她努力了，她就不以为然。所以，家长"夸奖"的水平也要随孩子的成长而提高。比如她考得不好，我们就会告诉她，考试是为了检验你还有哪些地方不会，如果都会，还学什么呀，所以检验出的错题，就是考试的价值所在。同时，我们表扬她那些不容易做对的地方。

夸孩子，目的不仅在于让她自信，还在于让她拥有一种乐观的视角，从即使是很糟糕的事件中，发现一些积极的因素，以乐观的态度去生活。

所幸顺顺在持续被"肯定"的氛围中，也学会了鼓励他人，不仅开朗，还很豁达。

我第一次开车上路，心里忐忑不安，顺顺是初生牛犊不怕虎，坦然地坐上我的车，并且一路鼓励我，"没问题，只要有驾照就行。"我胆战心惊地把车开出小区。我本打算带顺顺去看电影，因为不认路，绕了许多弯，本来半小时的路程，我开了一个半小时还没到。顺顺在车上睡着了，睡醒之后问我："到电影院了吗？"我说到了，可是因为绕路，错过了看电影的时间。她揉揉眼睛，说："如果我没睡着，就可以给你指路了。"

有一天，我跟同事学做一道菜，回来赶紧照葫芦画瓢地露了一手。顺顺尝了一口，顿时就做倒地晕厥状，"妈，太好吃了，简直把我'鲜'翻在地！"让我的虚荣心得到了极大的满足。

这样夸人的小伎俩，她还用在外婆身上。某日，顺顺严肃地跟外婆说："外婆，我给你提个意见，你做菜有个缺点。"外婆赶忙谦虚地洗耳恭听,"你说说,什么缺点?""缺点就是呀……"顺顺还故弄玄虚,"就是太好吃了,把我的胃都撑大了!你放调料怎么就那么把不住呢,非得放得那么正好?"把外婆哄得呀,天天换着花样给她做好吃的。

没事的时候,顺顺会溜达到厨房,问我:"真棒真棒妈,你又在做什么真棒真棒的事?"即使此刻我只是在洗碗,她也会拍手说真棒,妈妈真能干,捧得我荣誉感油然而生,大人尚且如此,何况是孩子呢?

如果我们经常问问孩子:"你又在做什么真棒真棒的事呢?"那么,无论他在做什么,久而久之,也会用一个"真棒"的标准来衡量自己。

考心理咨询师的时候,我自学教材,晚上一坐就是几小时。在电脑前做题时间长了,不仅脚长在地上,颈椎也会疼,我抬头低头都不是,还伴着点恶心的感觉。可我又不敢站起来,因为轻微的脑袋摇晃,也许会把记进去的那点知识晃出来。

顺顺总是很配合地自己在旁边玩,当我崩溃地做呜呜绝望状时,顺顺见了,鼓励我说:"遇到困难,要快乐向前冲,耶——"她两指一伸,气壮山河。这让我想到某台"快乐向前冲"娱乐节目里那些在规定的时间内,将自己摆成各种形状,如果不能穿越障碍,就会掉进水里的人,穿过去开心,掉进水里也开心。

把生活当成一种游戏,充满智慧地去迎战,那么,既然向前冲,何不带着快乐呢?

八、太恶的梦

顺顺 六岁

我不喜欢做噩梦,晚上临睡前,妈妈总祝福我做一个香甜的美梦,比如做草莓味的、蘑菇味的梦……可是,昨天晚上我还是做噩梦了。

当我从梦中害怕地哭醒时,眼睛都不敢睁开。

妈妈赶紧过来拍着我,说:"宝贝不怕不怕,爸爸妈妈都会保护你的。"

可是,我仍然大声地嚷嚷:"不行不行,实在太恶了……"

幽默给你个台阶

幽默的人在生活中受到大家的欢迎，幽默可以使人际关系融洽，缓和紧张的气氛，化干戈为玉帛，能够幽自己一默的人更显示了一种强大的自信。幽默让我们的生活充满了情致和乐趣，如果孩子具备幽默的品质，那么即使他不够强大，至少也是乐观积极、备受欢迎的人。

看过这样一个笑话——

五岁的女儿让老爸帮她做某事。

老爸："爸爸很累啦，你夸我两句吧，你夸我两句我就又有劲儿了。"

女儿："老郑！"

老爸："哎！"

女儿："你家妞妞长得可真漂亮啊……"

这个小姑娘真是鬼马精灵，非常可爱！生活中需要幽默，幽默也是种美德，我喜欢这种性格，也希望顺顺拥有，在将来遇到挫折的时候，她也多一项转换烦恼的武器。

可是，在育儿的过程中，我发现并不是那么简单，孩子小的时候，并不能理解成人的幽默，而容易把它当成一种嘲笑，在我们还没有觉察的时候，就损伤了他的自尊心。这个时候，我们不妨给他们一个台阶下。

一岁半的顺顺，有一天早起时，突然跑到客厅的椅子那儿试着往上爬。试了两次，她发现自己居然能够爬上椅子，对餐桌上的东西一览无余，乐得直颠颠。她站在椅子上拍手时，发现自己下不来了。奶奶说："有本事你自己下来。"她就愣在那里，要面子地说："我就不下来。"

虽然我们已经笑得东倒西歪，可是绝不拿她早上的壮举当笑话。顺爸说："不下来就不下来吧，想下来的时候再说。"

顺顺试了各种方法，终于发现掉转头，匍匐在椅子上，可以慢慢爬下来。重回地面，她立马开心得摇头晃脑。

某次，顺顺在朋友面前唱歌，"摇呀摇，摇到外婆桥……"突然，她忘记了下半段。为了打消她的不好意思，我笑着说："别摇了，外婆今天不在家。"顺顺笑着接道："抱她个大西瓜。"

她刚学会站在饼干盒上往下跳，我们喊一二三，她就往下跳，可是有一次她演砸了，我们喊了一二三她也没敢跳，她索性给自己找了个台阶下，站在饼干盒上即兴表演起来。

顺顺也有惹我生气的时候，我也威胁她，说不要她了，假装把她丢到外面，再捡回来。可是有一天我发现，爸爸批评她，她生气地把爸爸关在屋里，把灯也关了，气咻咻地威胁他，"叫你凶，把你关起来，黑死你！"我才知道，不能跟孩子开这样的玩笑，她会非常在意，也会很害怕、伤心，还会模仿。

在慢慢的学习中，我也发现，用幽默的方式来解决问题，的确让人开怀。现在，我们经常在饭桌上讲一些听来的笑话，顺顺也告诉我们从同学那里学来的笑话，因为风趣，她在同学间的人际关系非常好，老师说她被选为优秀学生时，得票几近全票。为了化解矛盾，她给同学画了一张画，画上的两颗豆隔河相望，还配以文字加拼音。一颗豆问另一颗豆:"我被河挡住了,你知道我是什么豆吗?"另一颗豆回答:"不知道"。这颗豆解释说:"河拦(荷兰)豆啊!"

在家玩水泼湿了沙发的她,眼看我生气了,就赶紧唱:"对面的妈妈看过来……请不要对我不理不睬……"真让人气不起来。

顺顺写作文,写到她养了一个月的小金鱼死了。我建议她不要写这个结局,太伤感了,她想了想,说:"那我能写它离开'鱼世'了吗?"

家长同样也可以运用幽默来鼓励孩子。三年级,顺顺被分在一个新班里,在我们担心她还需要一个适应期的时候,她顺利地当选了大队长,经常回来得意地说她人缘好。那天,她又跟我聊天,说自己去洗手间,因为人缘太好大家都抱着她抱成团。我想给她一个小小的不要骄傲的提醒,同时不会伤害她的积极性,于是问:"她们有没有拿着卫生纸找你要签名呢?"她哈哈大笑说没有。"那就还要努力。"我说。

某天,顺顺抱着我,说:"妈妈,你漂亮。"我回答她:"你也漂亮。"没想到她回了一句,"还是你漂亮,'孔融让梨'你漂亮。"我也适时地回了她一句,"还是你漂亮,'尊老爱幼'你漂亮。"母女皆大欢喜。

列宁说:"幽默是一种优美的、健康的品质。"幽默也是家庭生活的润滑剂,要想成为一个幽默风趣、自然洒脱的人,就必须具备渊博的知识和宽阔的胸怀,对生活充满信心与热情。其次,要有高尚的情趣、丰富的想象、开朗乐观的性格。相信有了幽默,生活将更加丰富多彩。

第二章

父母越"有心",孩子越"省心"

一、妈妈很苦恼
顺顺 4 岁

我睡觉前问了妈妈一个问题:"妈妈,你会累吗?"

妈妈并没有立刻回答。

于是,我爬上床开始宣布我的新规则,"先上床的可以惩罚后上床的讲两个故事。"

妈妈赶紧说:"那我岂不是会很累?"

"这不就是我刚才问你的问题吗?"我说,"妈妈,现在你有两个选择:第一,如果你不累,你就给我讲两个故事;第二,你累,那就惩罚你讲两个故事。如果你没有立刻回答这个问题,同样还是要被罚讲两个故事。"

妈妈看起来很苦恼。

❀ 你不说，孩子怎么知道

顺顺五岁半的那年三八节，她用吃过的果冻盒和吸管给我做了一朵花。别人看见了，问她："你做的不像朵花，像个风车，你妈妈会喜欢吗？"她很有自信地回答："会的，只要是我做的，妈妈都喜欢。"因为我之前跟她说过"只要是你动手做的礼物，妈妈都喜欢"，她便深深地记在心里，并由此而产生了自信。

大家看过这样一个广告：年轻的妈妈给老人洗脚，孩子看见了也去端了一盆洗脚水，跟跟跄跄地走过来，说："妈妈，洗脚。"大人的言行举止无时无刻不影响着孩子。毫无疑问，父母就是孩子的第一任老师。

"思想影响行为，行为养成习惯，习惯影响性格，性格决定命运。"那么，对于尚是一张白纸的孩子，我们要怎样用自己的思想去影响他们的行为，促使他们形成良好的习惯和心态呢？一个简单的办法：直接告诉他们什么是对的，应该怎么去做！

邻居的孩子阳阳今年四岁，只要他在家，家里就鸡犬不宁，翻箱倒柜、上蹿下跳、乱涂乱画……出去也不让人省心，在商场里拿这要那，在游乐场里与小朋友争执打闹，所以，家人宁愿他去上幼儿园。

许多家长都想知道为什么有些调皮捣蛋的孩子到了学校却可以规规

矩矩，好像很听老师的话。他们认为这是因为老师对待孩子比较严厉，孩子怕老师的结果。这种猜想不能说完全没有道理，孩子在学校当然不能如同在家里那样随意，老师面对一个班几十个孩子，不会把关注的重心放在哪个人身上。但主要的原因还不在于此，关键是学校在孩子进校的时候，就给他们制定了一套行为准则，告诉孩子什么是提倡的，什么是被禁止的，使孩子懂得他们在学校就得遵守。但有趣的是，这些规定被宣布的同时，并没有说如果不遵守的话会有什么样的惩罚，孩子们却都很接受这些规定，似乎认为在这个地方就应如此，即使不太乐意，也没觉得执行起来十分困难。这就是规则先入为主的好处。

但在家中，我们一般不会给孩子做严格的行为规定，这也很正常，家里是放松、休息的地方，为什么还要有"清规戒律"呢？但问题在于"没有规矩不成方圆"，我们是否常听见这样的抱怨："孩子，你怎么能这样呢？""我简直不能相信你能做出这样的事！""你懂不懂规矩啊？"当父母这样说时，孩子是一脸惶恐和茫然，小一点的孩子就被父母突然的严肃吓哭了，他们确实不知道规则在哪里，自己究竟干了什么，惹父母这样发火。

其实，我们也知道，对于一个孩子来说，如果没有人告诉他这是什么，该怎么做，他不会天生就知道。比如说在我们家，我经常搂着顺顺说："来，妈妈亲亲。"有一天，一个朋友来我们家做客，她对顺顺说："来，啵一个。"顺顺就愣了一下，她从来没听过"啵"这个词，但是客人既然说了，她也得做出反应，于是，她愣了一秒就大声地说了一个字："啵——"把我们逗得哈哈大笑。

有一个动画片，叫《蜡笔小新》，影片中小新的妈妈经常被他气得够戗。有一次，妈妈在午睡，可小新老是在旁边制造噪声，妈妈忍无可忍了，终于爆发出一句，"小新，你要安静！"这时候，小新并没有像成人希望的那样闭嘴，而是开始不停地念叨，"要安静，要安静……"他并不能理解成人意义的"安静"。

所以说，只有我们告诉孩子正确的做法了，才可能做到防患于未然。

事前无规定，事后勿指责

宝宝是个三岁的男孩，周末跟父母去公园玩，在公园门前，他手上拿着的气球不小心被风吹跑了，他一下就挣脱父母的手朝马路中间跑去捡气球。这是很危险的，幸好当时没有车，但是已把爸爸妈妈惊得一身冷汗。妈妈又气又急，抓着宝宝就拍了两下屁股，"你怎么在马路上乱跑，吓死妈妈了。"等到了公园，宝宝又因为同别的小朋友抢玩具而争打了起来，并推倒了小朋友，引起别的家长不满。于是，妈妈又当着别人打了他几下。这下，宝宝大哭起来……

孩子不注意在公共场合的言行举止，这是谁的过错呢？我们认真回忆一下就会发现：不少情况下孩子是无辜的，因为他们并不知道为什么不能做那件事，或者那件事是不该做的。

"不知者不怪"，作为成人，自然明白在公共场合什么是得体的行为。然而，你不告诉孩子，他就不可能按照你的标准去做。既然没有提前制约，事情发生了再来批评指责，这样很容易让孩子有挫败感，从而畏缩不前。家长的态度也很容易使孩子把一些临时性的规定看做一种惩罚，也就不能领会到行为规则的本来意义。所以，如果事先说了"过马路要看两边，注意安全！""同小朋友玩时要有礼貌，不能打人。"，稍作提示，孩子就不会这么反感了。即使事情发生，也不要当众指责，让孩子没有面子，我的经验是"在外犯错误，回家受惩罚"。只要让孩子铭记这句话，那就能以不变应万变了。

❀ 不要忽略习惯的影响

考过驾照的人都知道，路考时什么样的人最不容易通过。不是那些做不好项目的人，也不是那些紧张得说"报告长官，一切正常"的人，反而是那些原本就开得很熟练的人。为什么？就因为有些人没有经过正规的训练就去开车，在接受规范的行为之前，已经自己形成了不规范的行车习惯，这一点正是考官们深恶痛绝的。而那些小心翼翼胆战心惊，但踏踏实实学习，严格遵守行车规定，有安全意识的人，就是项目做得不怎么样，考官也会酌情放他一马。开车是熟练工种，开久了自然就熟了，但是良好的驾驶习惯却需要长期的培养。

所以，你希望孩子遵守什么，你就要直接告诉他；你希望孩子成为什么样的人，你就要直接把这些好的品性和习惯灌输给他。

比如说，早晨送孩子去幼儿园，有的孩子不会主动问候老师，家长就指责孩子，"你怎么那么没礼貌呀！"其实，这是谁的责任？如果平时注意对孩子文明礼貌方面的教育，来园之前提醒孩子，潜移默化，孩子自然而然地也就养成了主动与人打招呼的好习惯。如果孩子问候了，就及时表扬，加强正面强化。

这话说起来不难，难的是家长要不厌其烦并持之以恒地去做。

俗话说："家庭是习惯的学校，家长是习惯的老师。"培养孩子的好习惯，家长责无旁贷。身体上有了疾病是谁生病谁吃药，但在孩子的教育上，孩子出了问题，吃药的却应该是家长。

母亲节的时候，女儿送给我一首诗："妈妈陪我玩耍，妈妈陪我长大，给我温暖的家，我要画一颗心送给她，表示我爱她。"我看了，心里别提有多甜蜜了，"用心"去爱，则有"省心"的方法。

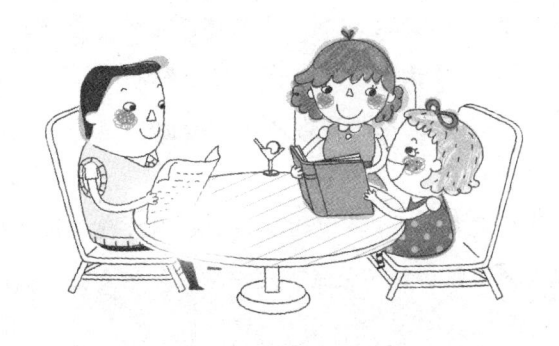

二、滴水不沾的女孩
顺顺 一岁

妈妈说,在我还未断乳之前,是滴水不沾的。爸爸妈妈经常想尽办法让我喝一点白开水,用勺子,用奶瓶,用杯子,可我就是一点也不喝。当然,我也想尽办法来对付他们,用吐,用躲,用哭……

后来,我发现自己最绝的办法是装睡。只要他们拿着白开水来了,我就立马眯上眼睛歪头装睡,这一招屡试不爽,他们也拿我没办法。

可是,有一次,我十分栽面,装的时间太长,竟然真的睡着了!于是后来,他们就改用这一招让我睡觉了……

❀ 关注夏天流鼻血

北方的天气比较干燥，孩子一不注意就容易上火，流鼻血。我的一个朋友带着孩子迁居北京后，我就提醒她要注意观察孩子会否流鼻血。尽管有足够的思想准备，她在第一次遭遇时，仍旧慌张地抱着孩子跑去医院。所以，积累一定的经验是有必要的。

早上叫顺顺起床，她发现自己又流鼻血了，便镇静地抬起头，用手托着鼻子，叫我去处理。因为经历过，所以我俩都不是很惊慌，想起当初第一次看到顺顺流鼻血时，我紧张得手足无措，她见我这样，也不由自主地害怕得哭起来。

我打电话给顺顺幼儿园的老师，她说这在班里的孩子中很普遍，只要不是经常性的、大量的，就不用担心，长大一点就会好转。想起同事也说过她小时候会流鼻血，现在没事了，于是，我照常送顺顺上幼儿园去了。我打电话咨询了一个医生朋友，她的分析让我安心了。

专家认为，孩子经常出鼻血有以下原因：

1.鼻出血医学名叫"鼻衄"，这是小儿常见的病状。北方气候干燥，一年四季都可能发生，鼻黏膜纤嫩，血管壁非常薄，鼻子一发干，稍微不注意碰一下就会血管破裂，造成鼻子出血。

2.除了季节因素外，现在多数儿童偏食，只爱吃肉，不爱吃蔬菜，营养摄入不全面，以至于造成血管脆性增加。另外，缺乏维生素C也容易引起鼻出血。

3.有的孩子有不良习惯，经常使劲地搓揉鼻子，用手指去挖鼻孔，导致鼻中小血管破裂。较大的幼童出于好奇，有时会往鼻孔里塞入纸团、瓜子、黄豆、花生米等，会刺激鼻子，使其发炎而致黏膜溃烂出血。

4.有些孩子在感冒着凉后，发热咳嗽，会引起鼻出血。小儿鼻腔的血管本来就很脆嫩，感冒时就更脆弱了，甚至打喷嚏都会把血管震破而出血。高热引起的鼻黏膜干燥，毛细血管扩张也是导致鼻血的原因。

所以，当孩子出鼻血的时候，我们不要惊慌，要先分析原因，再对症治疗。顺顺几次出鼻血，也都有导致的因素。一次是吃巧克力多了上火，一次是玩了一天没喝水，小孩子在家里不像在幼儿园有规律，常常玩起来就忘记喝水。一次是天气炎热，中午出门长时间晒太阳，回来睡觉又开空调，屋里比较干燥引起的。发生过的情况，家长以后就要注意。

专家支招，对付出鼻血有以下办法：

1.孩子鼻出血，首先不要惊慌，头不要往后仰，也不要低头，而应让血液顺利地从鼻腔流出。不要仰卧，以免血液呛入呼吸道，若血流入咽部，刺激咽部咳嗽后会加重出血。

2.止血最简单的办法是用拇指和食指压住孩子鼻翼两侧及上面软组织处，暂时用嘴呼吸，一般几分钟后，轻轻松开手指，鼻血大多可以止住。或用冷湿毛巾或冰袋敷额部或鼻梁上，这样可以反射性地引起血管收缩而止血。记住，千万不要热敷。

3.如果出血量大，或用以上办法不能止住出血时，可采用压迫填塞的方法止血。具体做法是：用脱脂棉卷成如鼻孔粗细的条状，向鼻腔充填。不要太松，因为这样达不到止血的目的。（我有时候用纸巾做成小纸团，塞一会儿鼻孔就止住了）

4.用细绳扎住无名指根部，左鼻孔出血扎右手，右鼻孔出血扎左手。

如无细绳，用手捏住也可以。（这个方法简单易学，可以教给小朋友）

5.如有麻黄素或肾上腺素等药物，可以滴在棉球上塞进鼻腔，再用手指压住，止血效果会更好。

6.左鼻孔出血上举右臂，右鼻孔出血上举左臂，两鼻孔出血上举双臂，对止血有效。举臂时身体立直，举起的臂与地面垂直，与身体平行。（先堵住出血的鼻孔再做此动作）

7.如果还是不能止血，那就最好到医院的耳鼻喉科去看看了。由于引起鼻出血的原因很多，而且长期大量的鼻出血会导致休克甚至有生命危险，因此及时到医院专科进行诊断和治疗还是很有必要的。

出鼻血的预防

1.因为上火引起的鼻腔毛细血管破裂，建议给孩子多喝开水，孩子的卧室不要太干燥，为提高室内湿度，睡觉时打盆水放在床头，会好一些；也可在地面上洒些水，或用空气加湿器，保持室内一定的湿度。（个人认为空气加湿器会带动屋里的灰尘流动，不如放一盆水）

2.让孩子多喝水、绿豆汤等，多吃蔬菜和水果及富含营养且清淡、易吸收的食物，防止维生素C、B_1、B_2等的缺乏，以降低血管的脆性和通透性。

3.在干燥的季节，可在鼻腔内涂一些金霉素或红霉素眼药膏，以滋润鼻黏膜，防止干燥。

4.教育孩子戒除挖鼻孔的不良习惯。

总之，在您的孩子发生状况的时候，不必太紧张，对症治疗，多多交流，别的孩子说不定也有类似的情况，或许还会找到更好的办法。

三、捡回一家人
顺顺 两岁

有一天，我问妈妈："妈妈，我是从哪儿来的？"妈妈看起来好紧张，她想了好半天才结结巴巴地告诉我，"顺顺，你是个小仙女，有一天从天上飞下来，正好被妈妈捡到了。"

"哦，原来以前我会飞的呢，现在怎么不会了呢？"

"这个……"妈妈想了想，回答我，"大概是翅膀弄丢了吧！"

那好吧，不难为她了，我还是自己唱歌玩吧，"我在马路边捡到一分钱，把它交到警察叔叔手里边……"

"我在马路边捡到一个妈……我在马路边捡到一个爸……我在马路边捡到一个姑……"

全家人都是我捡回来的，要不他们都从哪里来的呢？

小儿问起避孕套

"我从哪里来?"这个问题,几乎是每个孩子都会提出的问题,结果,它也成了家长们共同的"问题"。

顺顺六岁时再次问了我相同的问题,之前是她两岁时问的。我给她的回答也曾经是敷衍了事的"捡来的"之类,这一次,我觉得她能听懂比喻的解释了,于是我告诉她,"妈妈的肚子里有个房子,房子里有颗种子,爸爸的肚子里有只蝌蚪,如果它游到种子里,种子就会发芽长大,慢慢变成宝宝。如果蝌蚪不到种子里来,种子就不会发芽,自己就瘪了,消失了。"——这为将来对"月经"的解释打下了伏笔。

顺顺开动她的小脑筋,问:"如果我是种子或者蝌蚪变成的,那我为什么不长成一棵树,或者一只青蛙?假如我长成了树蛙怎么办?"

我很欣喜,她能发挥想象力去思考,并提出问题。我也很愿意与她探讨,但是这个话题在孩子那里完全不必太深刻,于是,我认真地回答她:"妈妈的肚子里,只能住宝宝,因为宝宝最像妈妈。"

某天,我接到一个"不知所措的妈妈"求助的邮件,说她儿子今年五岁,一年前不小心被他看到避孕套,他很是好奇,问是什么,她说是爸爸用的,他又问干什么用的,她只好尴尬地推说不知道。前几天又被儿子看到,他就拿来玩,又问,干什么用的,怎么用的,什么时候用的,他也要试一试。面对儿子的好奇询问,妈妈无奈地无言以对。

她的求助让我想到了动画片里蜡笔小新的妈妈，经常被儿子问得面红耳赤、不知所措的样子，真的很窘。做现在小孩子的妈妈也不是件容易的事，要学习更多的知识才能游刃有余地"对付"他们。

其实，最简单的办法就是把成人的用具收拾好，最好不要让孩子接触到！

五岁的孩子正处于性启蒙的生命起源阶段，开始注意到自己和异性的不同，他们此时对一切都是好奇的。虽然孩子对避孕套的好奇让成人觉得尴尬，可孩子却像对一个玩具的好奇一样，是正常的。所以，摆正自己的心态才最重要。

在这个时期，成人更要注意自己的行为举止，如果不小心被孩子看到，又无法急中生智做出合理的解释时，对孩子的影响往往是深远的。

但是，避孕套真的不小心被孩子看到了，一句"不知道"只会造成孩子的不满足和不信任感，明显的谎言会降低自己在孩子心目中的威信，而紧张的态度则会加深孩子的好奇，强化他的印象。此时吞吞吐吐地解释，或者哑口无言，或者打骂威胁，或者由于害怕而避而不谈，类似这些行为会让孩子觉得这是件难以启齿的事，一方面会造成孩子从其他途径寻找解释，另一方面也会引起他成人后在性方面的种种问题。

如果成人能在性的问题上有充分正确的认识，做好充足的知识和心理准备，则更能摆平心态，坦然地面对孩子的提问。

四岁到八岁的孩子大多生活在幼儿园和小学低中年级，他们此时开始认识到自己的重要性，因此对自己的归属感非常敏感，他们提问的重点主要是与"生命的起源"相关的一些问题，如"我是从哪里来的？""爸爸为什么不能生孩子？""生孩子是不是很疼？"等，此时，父母尽量不要以谎言来应对孩子，而要用他们能听懂的话语来解释，目的是让他清楚地了解，自己是爸爸妈妈相爱结合而生下来的。

或者，告诉他有些知识等他长大以后就会学到，就好像如果现在跟他说卫星怎么上天的、人类怎么登月、细胞怎么复制的，他也听不懂一样。通过这样的回答，来分散一下他的注意力，转移话题，引发一些其他有趣的话题，顺势诱导他关注成人愿意谈的有趣的话题。

对于大一点的儿童，在关于"性"的提问时，成人也不用太过紧张和激动，最好抓住时机进行必要的"性"教育。有个妈妈在超市购物时，孩子拿起收银台旁的避孕套问是不是糖果，妈妈窘迫地呵斥了孩子，拉着他走开了，这样就错失了一个传输知识的机会。

当孩子已经有了一定的分辨能力，也有了一定的接受能力，对世界万物的好奇和探索心是正常的，此时，父母镇定而坦诚的沟通能带给孩子在性启蒙上的健康态度。智慧的做法是不能不说，也不能说得太多，说的时候一定要有策略，要懂得避重就轻，关键的话题一句带过，尽量把他的兴趣引到别的不会令人尴尬的地方去。而且，还一定要是正确的答案。

对于孩子的早期性教育，就应该像教会鼻子、眼睛一样，告诉他各个性器官的正确叫法，让他懂得性别的差异，你越坦然，他就越觉得这不是什么大不了的事。

当然，也可以借用比喻的方法，例如解释避孕套："这是大人的玩具，小孩子不能用，因为它是用来控制人口增长的。"孩子毕竟还小，问过了，听过了就过了，对自己不熟悉的事情，孩子不会有耐心听下去，也不会真的记在心里的。真正困惑的反而是父母，因为他们中的许多人获取知识的渠道也是偷偷摸摸的，面临"性"的提问，自己先觉得羞耻和尴尬。但是要注意，不要让自己不正确的观念和态度影响孩子。

当然，如果你的智慧足以让你随机应变，幽默作答就更好了。下面这个例子，也许会给你一些提示。

爸爸的避孕套不小心被小孩子看到了，他不仅不回避，还得意扬扬地在孩子面前炫耀一番。孩子问：这是什么？爸爸说："嘿嘿，这个是我们的敌人哦！如果五年前的那个晚上用了它，爸爸的炮弹就无法入侵妈妈的小宇宙，拯救地球的计划就会失败，现在也就不会有你了哦！"

这样的回答，对于孩子是多么有趣，对于成人是多么有意思啊！我想，如果一边回答一边发挥更多的想象力，编织一个童话，你一定会和孩子笑得滚在一起吧！

能陪伴着孩子一起成长，让孩子来挑战你的能力，真的是一个快乐又充满探险的过程！

四、我觉得很好玩呀

顺顺 一岁半

我喜欢在妈妈的肚子上蹦,我蹦我蹦我蹦蹦蹦,多好玩呀!比骑马还好玩,比划船还好玩,大人不是也喜欢什么蹦极吗?可妈妈为什么大声地叫着:"哎呀,哎呀,救命呀!"

"顺顺,不许在妈妈肚子上蹦,妈妈肚里有胆结石!"爸爸看起来要发火了。

什么?石头呀,会不会硌着我呀,我赶紧爬下来。

"那你肚子里有结石吗,爸爸?"

"当然没有。"爸爸得意地说。

"那我就到你肚子上蹦吧。"我蹦我蹦我蹦蹦蹦……

可爸爸也开始哎哟哎哟了,他看上去怎么不那么乐意呀!

何妨狠心点

很多家长在面对孩子的恐惧和依赖时，不知道怎么办好。明知一味纵容不好，却难以拒绝孩子求助的双眼。其实，孩子的依赖性没有这么强，在明知道谁也不会帮助自己的时候，他就会转而向自己求助，变成一个勇敢的超级宝宝。

顺顺五岁在幼儿园中班那年，暑期的每个周末，我都会带她去上游泳班。游泳课每周一次，都是四五岁的孩子。才第二节课，在健身馆门口我就看见两个孩子眼睛哭得红红的，不情愿地被家长领了进去。

游泳池不大，隔着一扇玻璃可以将训练课一览无余地看个清楚，于是，家长们就聚集在玻璃门前，眼睛都穿过玻璃贴在自己孩子的身上。

这一次教练并没有亲自下水，而是站在岸边拿着一根棍子，引导身捆浮漂、抱着浮板的孩子往前尝试着蹬水。第一个下水的孩子因为紧张，板没有抱稳，身子一歪就呛了一口水，外面的家长就揪心地嚷嚷起来，一个劲地要求更换教练、退费什么的。一些家长也跟着附和，说第二次上课就让孩子下水，而教练只拿个小棍子瞎捅，万一将孩子捅翻了怎么办。

正吵吵呢，又有一个小孩子在池边踢水时不小心滑了下去，在水里扑腾起来。家长们更是炸了锅，叫嚷里面听不见，差点没把玻璃给拍碎了。结果当然是有惊无险，除了三个教练的关注，游泳馆内还有专门的救生员呢。

就是这扇玻璃门，让家长们能像监视器一样盯着孩子们的一举一动，将每个动作都夸大了一百倍，想象成了一种危险。如果没有这样的监视，那么家长们完全可以坦然地坐在这里喝喝茶、看看报、聊聊天，完全不知道也不会担心发生了什么。那么，在这个游泳班结束的时候，我相信大多数孩子一定都能像鱼儿一样在水里游弋了。

那个家长中途就进去把那第一个呛水的孩子领走了，我发现那孩子就是早上来的时候还挂着泪痕的那个，此时她不知所措，任妈妈领着。母亲爱孩子无可非议，可是孩子受到一点并没有危险的挫折就把她包裹起来，是不是有点过度保护了呢？

而之后下水的孩子居然一个比一个勇敢，那个不小心掉下去的孩子也继续练习起来，外面的家长渐渐安静下来。顺顺是第三个下水的，她还游了近十米呢，我真为她骄傲。

既然是学习，就有个过程，既然学游泳，就可能会呛水，为什么有些父母自己会游泳，却总是教不会孩子？当孩子搂住自己的脖子不愿下水时，父母就心软了。既然交给教练，就要承认是自己不够专业。那些成绩优异的运动员，何尝不是经历了千辛万苦才站在领奖台上的呢？

我在游泳班里见过一个曾经是国家队队员的教练，他从不亲自下水，而常用一根更长的棍子将孩子挑得更远，不让他们靠岸，甚至"狠心"地将躲在岸上的孩子扔下水去，孩子在呛水和泪水中也很快找到了水中的快乐。教练要求严格，不完成他规定的训练动作不准下课，很显然，严师出高徒，他的班里下至三岁小儿上至六十岁的大妈，都在一期里学会了游泳。

我也看见有的孩子确实怕水，不喜欢游泳，恐惧哭泣，在学习的过程中不断地找借口去上厕所，每次上课之前都会条件反射似的恶心呕吐，甚至一有机会就躲在厕所里不出来。

尺有所短，寸有所长，不同的孩子有不同的爱好。对于自己的孩子，家长应该尊重他的意愿，拥有一项技能并不是要让他们不快乐，不必过于苛求，有的技能在孩子长大后再学也未必不可，没必要过早给孩子带来太大的压力。

在报兴趣班的问题上，我们一贯尊重顺顺的意愿，同时我们也有所引导，比如说，我希望她学习游泳，就告诉她，如果会游泳，夏天到海边玩就可以自己去捉鱼了，她自然兴趣盎然。

最后决定权在于孩子自己，事先说好了，既然是自己选择的，就要对自己的决定负责，所谓"负责"就是"坚持"。这次也是，学游泳之前，我们反复问顺顺是否真的要学，在得到她非常肯定的答案后，才给她报上名。并且在上第一堂课之前，我们就给她打预防针，无论遇到什么困难，包括可能的呛水都要努力坚持。她答应了，也做到了。

上第一堂课时，有一些孩子因为怕水而哭了，但顺顺还是勇敢地举手第一个下水尝试。因此，她还得到了一个象征鼓励的小礼物，回来后也得到了我们的表扬和家庭内部"宣传"。结果第二次去，她既开心又有信心。回来后向我们描述，教练说她可以不用人陪自己游一段了，得意得不得了。

刚上幼儿园的孩子在家长送接的时候哭天抹泪，而在园里待一天就照常玩耍。摔倒的孩子在看到父母询问和心痛的眼光时才会委屈落泪，如果无人在意，他也不过是拍拍灰尘就玩儿去了。

不经历风雨，怎能见彩虹？

我们保护不了孩子一辈子，面对那些对他们的成长有益的考验和锻炼，即使面前有面透视的玻璃，我们何不来个视而不见，狠心点呢？

五、床上舞台剧
顺顺 四岁

时间：一天晚上，临睡前
地点：卧室床上
人物：妈妈，女儿

女儿：妈妈，我想喝葡萄汁。
妈妈：家里没有葡萄汁。
女儿：那你假装白开水是葡萄汁吧！
妈妈：（倒了一杯白开水）葡萄汁来了，快喝吧！
女儿：（咕嘟嘟全喝完了，咂咂嘴）呀，葡萄汁可真好喝啊！
妈妈：你怎么都喝完了，睡觉前怎么喝这么多水啊，不胀啊？
女儿：哎呀，我的胃好难受啊，我睡不着。你听，我的胃在喊"救命"了！（假装胃，做张牙舞爪状：怎么回事？今天怎么灌下来这么多水啊，我要淹死了……）
妈妈：快扔个游泳圈下去！

女儿：快给我一个游泳圈！

妈妈：（假装团一个东西扔过去）给你！

女儿：（假装接住并费力地咽下去）好不容易，吞下去了！

妈妈：现在怎么样啊？

女儿：哎哟，我的鳃！不行了，这有两条通道，游泳圈走错路了，现在跑到我的鳃里去了！

妈妈：哎哟，你怎么还有鳃啊？

女儿：（假装鳃，做张牙舞爪状：怎么回事啊？今天怎么下来个塑料圈啊，一定是胃的东西走错路了，一天到晚老是有东西找它，胃——，我给你扔过去啊！）

妈妈：扔过去了吗？

女儿：（假装胃，做垂死挣扎状：哎呀，不行啊，淹死我了，怎么还没有人救命啊！游泳圈也不知道扔哪儿去了，笨啊！）

妈妈：（大笑）

女儿：（大笑）

妈妈、女儿笑作一团，没有继续演下去，睡觉……

时间：第二天早上
地点：卧室

妈妈：起床了！

女儿：噢！

妈妈：你的胃怎么样了，还胀吗？

女儿：我的胃？噢，我的胃！昨晚就已经被淹得解散了！

❧ "十项全能"和"十项全不能"

在教育孩子的过程中，适时的一人扮"红脸"，一人扮"白脸"，一唱一和，让孩子既不失去宠爱，又不恃宠而娇，既有规矩，又不死板。但要注意的是，父母管教的理念要相同，步调要一致，才可能有所成效。

或许，你还可以试试扮演"强者"和"弱者"。在我们家，为了适当地鼓励孩子，帮助她树立起自信心，有时候，我会策略性地扮演"弱者"的角色。如果说，顺爸是让顺顺踩在其肩上的"巨人"，那么，我就是陪伴"白雪公主"玩耍的"小矮人"。

顺爸作为"十项全能"奖的获得者，是当之无愧的。

顺爸在家里，特别是在顺顺眼里，就是个无所不能的人——他会修电脑（单位的和家里的），会安装热水器（煤气的和电的），会修理晾衣架（无比高难度），会换水龙头和灯管（经常更换和拆卸）……大到拼装家具，小到钻眼钉钉，涉及所有家装工程领域，并且已不满足于修自行车而开始学习机动车的修理。他是个动手能力很强、干技术活乐此不疲的人，在家被我们尊称为"万能工"。

顺爸同时还是个音乐爱好者和全民健身倡导者，他喜欢弹吉他（自弹自唱）和唱歌，他爱好打乒乓球、羽毛球、保龄球、沙弧球和台球（类专业水准），他会简单的蛙泳（虽慢，但姿势标准耐力持久），他跳绳、踢毽子都能玩出花样，而将年少时踢足球的功力，如今用在了教顺顺运球、抢球和传球上。有时，他还和顺顺一起学古筝，切磋一二……经常被我们戏称为"偶像派+实力派"。

顺爸拿手的菜是红烧肉（偶尔露一手），拿手的早餐是烤面包片夹黄油（长期重复），他拿手的课程是"数理化英"（目前在顺顺眼里无所不知），偶尔兼职换水、打蚊子（专业水准），提供免费的鲜榨果汁、司机、摄影和拎包服务（任劳任怨）……当然，免不了的，他还会生气，有时候也会发很大的脾气。

说到玩，顺顺愿意选择和爸爸在一起，无论是踢毽子还是掷沙包，无论是跑步还是立定跳远，爸爸总是很有耐心地陪伴她，并教她一些小技巧。顺顺从爸爸那儿学会对魔方六面后，只需要一分半钟就可以赢他，真是"长江后浪推前浪，前浪拍死在沙滩上"。

顺爸辅导顺顺的学习非常有耐心，而且举一反三、不厌其烦，一直到讲明白为止。而我只是充当一个配合者，或者一个配角，或者提供一个给女儿撒会儿娇的怀抱。

顺顺上幼儿园的时候，为了培养她的学习兴趣，顺爸同时给我们两个"学生"上课。顺顺总是积极回答问题，是反应敏锐而且理解特别快的那个"好学生"。而我则充当反面教材，总是懵懵懂懂，反复问一些很"低智商"的问题，逗得顺顺哈哈大笑，她十分得意于自己的"超常"领悟力，顺顺在我这个"差生"面前很有优越感。

不知道多年以后，顺顺是否会了解，妈妈扮演的这个"差生"角色，是为了提醒并帮助她避免那些可能会犯的"低级"错误。

有时，我们让顺顺给我们当老师，把她学到的课堂知识教给爸爸妈妈两个"学生"，顺顺现在是我们的"奥数"老师，她评价我们两个"学生"：一个是装不懂，一个是真不懂。

那个"真不懂"说的就是我，无愧于"十项全不能"奖章的获得者。

毋庸赘言，以顺爸的标准来评奖，我的确是一窍不通、无所作为。相对于顺爸的多才多艺，我不仅运动天赋缺失，而且对数字基本脑残，立体思维能力全无，做拼图智力测试题基本能让电脑无语，不屑于给我评分，再者，我看乐谱也是个睁眼瞎。

我的本事是将电器产品用坏，小到手表大到电脑，居然有一次烧着了烤箱，用水泼火，烤箱的玻璃门瞬间粉碎。这让顺爸十分担心我的无心破坏行为，同样，我也担心顺爸出差，家里又有什么东西"罢工"——奇怪的是，这种事情常常发生，结果，每次顺爸出差前都要检修一下家，像足了一个潜伏在家里的物业人员。

我处理应急事件的能力也有问题。有一天，我看见洗手间的洗漱池因忘记关水龙头而正在往外漫水，当时我的第一反应就是尖叫一声，迅速关上了电源。顺爸因此嘲笑我是"迅雷不及掩耳盗铃之势"。与我相反的是，顺爸有次开会时，前排的人不小心碰到了他放在桌上的矿泉水，他居然在瓶子跌到半空中的瞬间徒手抓住了水瓶，真是让人瞠目结舌、叹为观止，其身手敏捷可窥一斑。在音乐上，我同样不具备悟性。顺顺学古筝三年了，我仍然保持着对乐谱一窍不通的水平，她在练习的时候，我不仅不知道她弹得对错与否，就连她学到哪儿了弹到哪儿了，也云里雾里的。

好在顺顺本人对我的"无知"很满意，对我的担心满不在乎，总是告诉我，"妈妈你放心，一切平安！"顺顺一年级暑假考古筝四级，我每天瞎担心，可是又帮不上什么忙，只能做好后勤保障工作，比如准备瓜果，给她揉揉肩膀和手指。顺顺就在我的"无知"和不管不问下，自己制订训练计划，自己督促自己、要求自己，考过了四级。她大概觉得也无法依赖我这个"无能"的老妈吧。

顺顺从二年级下学期后开始自我管理，预习、写作业、复习、迎考、作息，都是她自己安排，包括自己准备学习用具，收拾书包。我每次签字，最让我喜欢听的一句话就是她说："你在这儿签字就行了，对错我负责。"于是，我闭眼签字。这点让我们省了不少心。

其实，我也并不是一装到底，一问三不知，对于顺顺可以自己开动脑筋思考的问题，我就装傻充愣，如果她真的遇到了难题，我也会积极地帮助她，和她一起寻求答案，或者跟她分享我的知识和经验。在抚育女儿的过程中，我发现自己也在健脑，以前学到的那些知识，如数理化、语史地，那些多年没用过、以为自己早已遗忘的知识，却在回答女儿的提问中，在她需要的时候，神奇地从记忆库中迅速提取出来，如雨后春笋般地冒出来，连自己都没想到。

科学证实，男人和女人的思维结构存在一些差异。一般说，男性的数学能力、识别方位的能力比较强，分析问题的条理性、动手能力比较强，他们对事物比对人更爱动脑筋。女性掌握语言、丰富词汇、辨别概念、凭直觉迅速进入情况的能力都比男性强。

可见，发展孩子的智力，男女两类思维结构都应当让他接触。这就是智商与情商的结合吧。

关于缺乏女性智力给孩子带来的影响，目前尚无研究资料。而关于缺乏男性智力给孩子带来的影响，已有人做过实验。实验人员根据男孩是否愿意与父亲交往，把孩子分为两组。研究发现，第一组喜欢与父亲交往的少年，数学能力优于语言能力。第二组不喜欢与父亲交往的少年，语言能力优于数学能力，他们的智力发展似乎偏向"女性"。

显然，顺顺很佩服她的爸爸，虽然顺爸对她要求严格，如果一道题不会，就一直讲到她会为止，有时候讲到顺顺困得东倒西歪。可是他们父女关系却很好，顺爸一旦出差几天，顺顺就十分想他。顺爸虽不善言辞，但对女儿的爱全体现在"焦虑"上，记得顺顺八个月开始长牙，我打算给她断奶。打电话告诉顺爸，他居然没头没脑地问我："顺顺知道自己要断奶吗？顺顺知道自己长牙了吗？"

顺顺第一次参加期中考试，第一天考语文，顺爸一早上给我打了无数个电话，担心顺顺会紧张，我看最紧张的其实是他自己。

从幼儿园到亲子班，顺爸总是亲子运动会的积极参与者。

现在，也只有他能够在女儿累的时候，有力气背她，并且，在和她玩掰手腕的游戏时，故意让给她。

父女关系融洽，家庭关系和谐，就为以后的沟通打好了基础。我曾经有个同事，她十几岁的儿子与爸爸关系不好，父子间因缺乏交流存在许多矛盾，爸爸只好以打的方式来管教，这样的结果是直接导致儿子的憎恨与疏远。爸爸经常出差，回来后，他们父子也不交流。同事的儿子的确比较女性化。究其原因，妈妈是个女强人，她看不起自己的丈夫，总是挑刺，她的态度直接影响了儿子与父亲的关系。

研究发现，父亲在家庭中有威信、受尊重，对上中小学的儿子的学习成绩会产生良好影响，儿子会学习父亲，做一个像父亲那样有能力、有知识、有坚定信念的人。父亲在家庭中粗暴、专横、严厉，会起完全相反的作用，儿子会产生恐惧感，失去自信心，不敢承担风险。他们害怕学习中的困难，尤其怕数学和物理习题，看见那堆不可思议的作业，就像看见了不可思议的严厉的父亲一样。

所以，夫妻俩一定要在教育的问题上达成一致，有分歧私下探讨，至少在孩子面前是一致的。家里一定要有父亲这个角色，父亲是制定规则的人，这样家里才有秩序，母亲则要维护父亲的尊严，做一个容纳情绪的"家庭容器"。即使父亲因某种原因缺失或不在场，也可以引导孩子想象，"如果爸爸在，他会怎么想？"这种引导，会让父亲的角色无形中存在于家庭关系当中。

  国外有人对青年人的自尊心做了研究。结果表明：谈起父亲，有强烈自尊心的青年倍感亲切；同缺乏自尊心的青年相比，他们感到自己的父亲更和蔼、更善良。研究者认为，父亲的态度和蔼可亲又不随意迁就，能够掌握教育分寸，是培养孩子朴实、正直、无私等优秀品质的最佳条件。父亲的禁令只能以父爱为基础，否则难以奏效。

  比起那些陪孩子一起学习的妈妈，我是个"懒"妈妈；比起那些操心烦恼的妈妈，我却是个省心轻松的妈妈。如果家里一定要有一个人显示出"无知"，我心甘情愿那个"十项全不能"的人是我，而把"十项全能"的勋章授给爸爸，并期待着女儿来挑战。

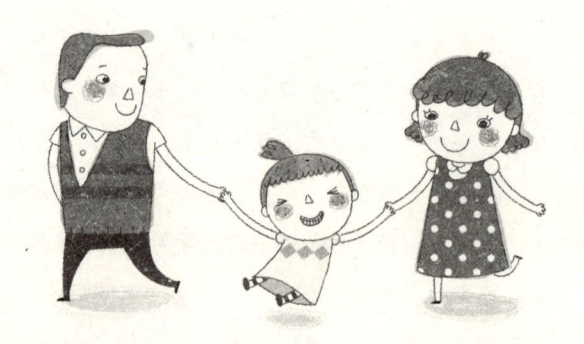

六、我的理想

顺顺 四岁半

对于一个才四岁半的孩子来说,"理想"是什么呢?

我的理想特别明确,就是——我想当老师!

妈妈好奇地问我,言语里还夹杂着欣赏:"你为什么想当老师呢?"

"因为老师可以吃雪糕。"我的想法很简单,是妈妈想太多了吧。

"啊,你在家的时候不是也可以吃吗?"妈妈惊讶地问。

"可是我每次只能吃一根。那天我在幼儿园,中午没睡着,偷看到张老师吃了五根雪糕。"当老师就可以一连吃五根雪糕啊!我可羡慕已久了。

🌱 哭一次又何妨

这样的场景，我们都不陌生：商场里，一个孩子号啕大哭，赖地不走，又踢又踹，而站在一旁的大人束手无策，连哄带拽；或勃然大怒，大声呵斥；或愤然走开。面对这样失控的场景，我们该怎么办？

那天晚上回来，一路上，我和老公一直在讨论着工作上的事，顺顺也在一边凑热闹，说个不停，叨咕着幼儿园的事情。这种情况下，一般我们会跟她商量谁先说、谁后说，可是那天我们尽顾着自己讨论，忽略了她，一进家门，等周围安静下来，我们才发现顺顺不见了。她把自己关进了卫生间，锁上门。

问她怎么了，她哽咽着说，我们只顾自己，没人顾及她。我知道她委屈了，就赶紧道歉，可我好说歹说，黔驴技穷，她还是没动静。

想想这丫头平时很少发脾气哭闹，今天八成是心情不好，想发泄一下，也难得一见，我干脆拿了个相机去拍。从卫生间透明的玻璃门拍进去，她小小的鼻子正压扁了贴在玻璃上往外看呢。她本以为我来求和，可观察了一会儿，发现苗头不对，就开了个门缝偷看，搞清我是在拍她后，或许因羞而恼，她变本加厉地哭上了，一会儿站一会儿蹲一会儿扒门缝一会儿不满地拍门，看起来火气可真不小。

我依然若无其事地拍着，只是不再在门口等待，而是退到客厅。她观察了几次，大概觉得哭累了，也没人答理，没意思了，瞅准了机会跑出了卫生间，并且第一次"恼羞成怒"，象征性地朝我这边的地上吐了一口唾沫，然后快速跑到客厅去了。这时，我去拍摄了那口地上的唾沫，她跑出来好奇地问我在拍什么，继而与我争夺相机，扬言要砸碎我的相机。眼看夺不走，她在我的胳膊上掐了一下后（我当然也拍摄了我被掐的胳膊），迅速跑进了卧室，关上门，又放声大哭起来。只是，这次她很快就出来了，还去给自己倒了一杯水。

爸爸此时出场了，若无其事地跟顺顺说："该写作业了。"她说："我现在不想写，等一会儿我自然会去写的。"

顺顺就势走到沙发边，看着还在拍摄的我，突然就笑了，并请求，"给我看一眼吧！"我问她："你发完脾气了吗？"她不好意思，又忍不住笑着说："发完了。"于是，此次对峙结束，耗时十四分三十八秒。

当我们一起看这段录像的时候，她居然忍不住地笑，我给她看我拍的唾沫和她吐的样子，她也不好意思地说自己"不对"。这件事平安度过。

我的一个朋友总是为三岁的儿子坚持要求买某种玩具而头疼，虽然她能坚持三天不为所动，儿子却能向她要求一个星期。最终，她还是经不住纠缠买回来，望着家里成堆的玩具甚至是重复的东西，她十分头大。

有些家长在遇到孩子为达到某种目的和要求而哭闹不止的时候，往往选择了退让，息事宁人，而孩子在经历过多次"要挟"成功后，他总能达到自己的目的，就会重蹈覆辙，运用同样的手段来"得逞"。如此三番五次，家长就只能束手就擒。所以，千万不要在与孩子讨价还价中形成这样的定势，家长要有自己的原则，对于孩子提出的要求要有分辨是非的能力，不要一概否定，也不能有求必应。要让孩子知道自己的尺度，他就不会一再挑战家长的极限了。

某些家长将物质奖励当成孩子成绩好的交换条件，这不能说不是办法，但凡事有度，如果一味地引导孩子注重物质奖励，恐怕会改变学习的初衷和性质。

不可否认，有时候孩子也需要发泄，成人尚且控制不了自己的情绪，更何况一个孩子呢！在他们想哭又并不是无理取闹的时候，一概命令"不许哭"是不妥当的，当他们委屈的时候就让他们哭一回，生一回气，发一回脾气，宣泄一下情绪也没什么关系。孩子心里十分清楚大人的尺度，而且拿捏得到每个家庭成员不同的尺度。所以，我们不仅要统一尺度，而且要坚持尺度，让孩子知道情绪可以宣泄，但绝不是要挟的工具。

教会孩子接纳自己的情绪，正确地对待自己的情绪，更好地控制自己的情绪，是我们更长远的目标。

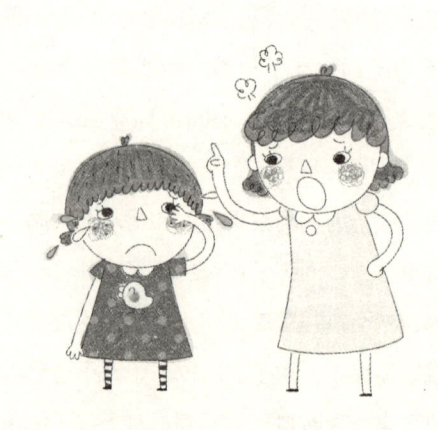

七、为时已晚
顺顺 两岁

爸爸批准我吃两粒果汁软糖,我不甘心,趁他不备,我又赶紧抓了一粒塞进嘴里。

哎呀!不好,被爸爸发现了,他生气地问:"还有一粒呢?"好汉不吃眼前亏,我只好承认是我吃了。看我认罪态度良好,爸爸宽宏大量地说:"那你把它吐出来吧。""可是我咽下去了。"我说。

"不行,咽下去也要吐出来。"爸爸不依不饶。

"可是,我已经咽到腿了,吐不出来了。"我委屈地指着我的小腿肚说。

只有这次，没有下次

很多父母在对孩子发号施令的时候，遭到了"反抗"或者"软反抗"，你能很清楚地察觉到孩子不乐意了。其实，这种情况出于一种沟通的误区。这样的例子在我们身边不胜枚举。

"莎莎，要睡觉了，你怎么还没收玩具呢？"

"妈妈，我还想玩一会儿。"

"不行，太晚了，明天还要上学呢，再不睡，明天就要迟到了，快收拾好你的玩具。"

这时，莎莎推开手中的玩具，不情愿地上床去了。妈妈气得一边收玩具一边唠叨，"跟你说过多少遍了，睡觉前一定要把玩具收好，你下次再这样，就不准玩了。"

试想一下，这个妈妈的威胁有用吗？孩子是否会因为这几句话，明天就会乖乖地收完玩具再睡觉呢？反正妈妈唠叨完了还是会收拾好的，她当然不用往心里去。而且，她之所以去睡觉，是因为妈妈的责怪，怕明天迟到，并不是玩好了。

父母在孩子犯错误的时候，经常会这样训诫："你给我记住了，如果下次再……（犯同样的错误），我就对你不客气了。"试想一下，这样的话在成人的沟通中会起到什么样的效果？大多数人会因为语气中的挑衅和威胁而大动干戈。那么，孩子也是有自尊的，他听了这样的言语有可能会迫于成人的力量而按照要求做，但绝不是心甘情愿的，他不仅不会感到愉快，甚至可能将这样的沟通方式复制到他的人际交往中。如果碰上控制型的父母，孩子往往会将成人的规则内化成约束自己的条条框框，当他长大成人后，这些条条框框将与他发展出的自我相冲突，从而造成一些情绪障碍。

跟孩子沟通，最好一是一，二是二，说得一清二楚，如果他在睡前要玩玩具，好，咱们先小人后君子，说好了，到该上床睡觉的时间，就一定要把玩具收拾好，否则不许睡觉。定下的规矩就要执行。当然如果你需要，我们也可以帮忙一起收拾。家长一方面自己也要有整洁的好习惯，另一方面要坚持与孩子定下的规矩，半途而废再重新立规矩，又要花费更多的时间。

飞飞在外面淘气，不小心将小朋友推倒，摔破了胳膊。飞飞妈妈又是道歉又是气恼，回到家把飞飞教训了一通，"我说过多少次了，在外面玩不要欺负小朋友，你就是不听，这下好了吧，别的小朋友找妈妈算账来了，你说该怎么办？"

"我又不是故意的。"飞飞委屈地申辩。

"这次只是摔破了，下次要是摔断了，我还得给人赔医药费呢。你说不是故意的又能怎么样？"

"那我怎么办？"

"你下次再这样，妈妈就不喜欢你了。"

"不喜欢就不喜欢。"尽管飞飞这么说，可是已经眼泪汪汪。

孩子最担心失去父母的宠爱，他们还不能分辨父母的气话并不是真心的。在这个例子中，飞飞妈妈并没问清孩子打架的缘由就指责，并且总是引导"下次"会怎么样，而不是告诉孩子应从这次的事件中得到什么经验教训。

在孩子犯了错误后，父母应问清原因，帮孩子分析错误，解决问题，预防下次再犯同样的错误，而不是批评完事，等孩子下次再犯的时候再批评或者进行更严厉的惩罚。

在这个过程中，不要把"父母不喜欢你了""不要你了"当成是制胜的法宝，而要把孩子本身和孩子的行为分开，告诉他们："无论你怎么样，做了什么，父母都是爱你的。但是，父母不喜欢你的这种行为。不愿看到你做这样的事。"那么，孩子比较容易分开"自己的行为"和"自己"，接受父母的指责和不悦，从而加深印象。

只说"这次"，就事论事，不说"下次"，也不指望"下次"，是希望没有"下次"。

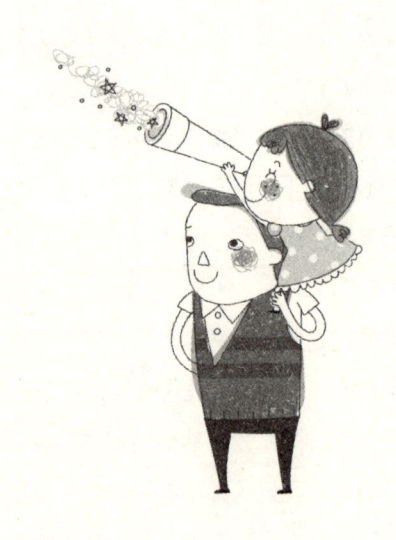

八、关于结婚
顺顺 六岁

我刚上一年级,就发现班上的小朋友懂得真多,连爸爸妈妈很少跟我讨论的"结婚"这件事,他们都懂呢,他们说呀,到了五六年级就可以谈恋爱了!

我回家告诉了爸爸,他的眼珠子差点掉出来,他问我:"顺顺,你说什么叫谈恋爱啊?"

"嗨,就是找男朋友呗。我们同学说了,男找女不好找,女找男可容易了。"我说。

"那你们王老师怎么还没找着男朋友啊?"爸爸原来也知道我们王老师没男朋友呀。

"我们王老师她妈妈说了,按说今年也可以结婚了,就是没找着男朋友,大概是王老师眼光高吧!"我思忖着,我可喜欢王老师了,所以她一定是眼光高,"赶明儿我也眼光高,眼光高就是找高个,"我补充道,"如果是个高个老外,这样我的孩子以后就不用学英语了,直接会说。"

这下,爸爸连下巴都要掉下来了。

❖ 关于结婚的那点想法

在孩子的成长过程中，我们或许都会遇到同样的问题，小孩子关于"爱情"关于"结婚"的问题和想法。

这是一个朋友告诉我的故事——

Emma今年六岁多，是她朋友的女儿，一个漂亮可爱的小混血儿，妈妈是台湾人，爸爸是英国人。一天，她在家很认真地宣布道："I fall in love."（我谈恋爱了。）

爸爸妈妈意味深长地互看一眼，然后，爸爸也郑重其事地问："Who is that lucky guy? May I have the honor to see?"（这么幸运的家伙是谁？能不能让我也见见？）

"No way, it is our secret."（不行，这是我们的秘密。）小姑娘坚定地拒绝了他们的好奇。

"瞧，这么小的孩子就开始知道保护他们的爱情了。"小姑娘的妈妈跟我的朋友说。

在实际的生活中，面临同样的问题和状况时，有多少父母有这样的坦然、淡定和智慧呢？

顺顺上完幼儿园小班后，换到另一所幼儿园上中班，和她一起转园的，是原班一个男孩，原本不太熟悉的两人，因新的班级人生地不熟，而结为盟友。顺顺在画好朋友的时候，画的都是这个男孩。

男孩很调皮，不久就自己和男生玩去了。顺顺有一天回来时显得有些失落，她告诉我那个男生不和她玩了，而她原本想要和那个男孩"结婚"的，我问她为什么要"结婚"，她说这样可以吃到好多喜糖，呵呵，原来小孩子的想法就是那么的简单，我们大可不必以我们的观念去套他们的想法而太过紧张。

我顺势说："好男孩多的是，现在你只是在幼儿园这个小小的天地里，将来还要上小学、中学、大学，甚至读研究生、博士，将来会在广阔天地里遇到更多、更优秀的男孩，小的时候糖吃多了，会变虫牙，可当你长成大人的时候，就可以放心吃更多、更好的糖了，所以，你要等着自己长大，去吃更多、更好的糖啊。"

顺顺听了，显得非常开心，她紧接着又若有所思地问我："妈妈，那大人是什么时候知道自己可以结婚的呢？"

我把她拉到怀里，郑重其事地告诉她，"女儿，当大人们有一天，发现有一个人和爸爸妈妈一样爱他们，同时他俩也能挣钱养活自己的时候，就可以了。"

"哦，原来是这样呀，我就说呢，他还不能挣钱呢，哪有钱买糖啊？"顺顺还惦记着糖呢。

孩子的心思并没有成人想的那么复杂，成人之所以没有儿童那么快乐，正是因为想得太多了，有时候，简单就是快乐。

关于"结婚"这个话题的讨论告一段落，但是我想将来一定还有更多更深的话题，等着我们去与女儿讨论。很高兴我有个女儿，很高兴她是个重感情的女孩，并且很高兴她是个通情达理的女孩。

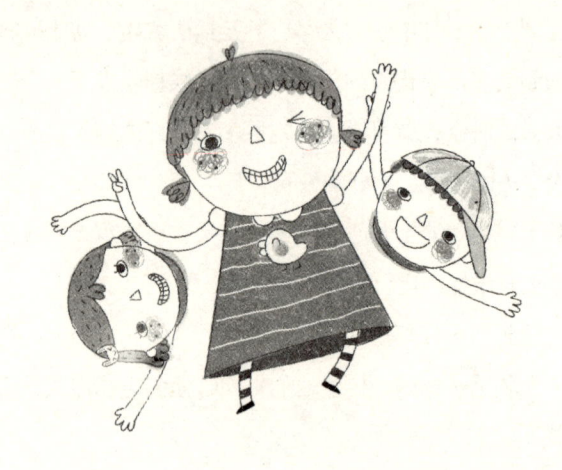

第三章

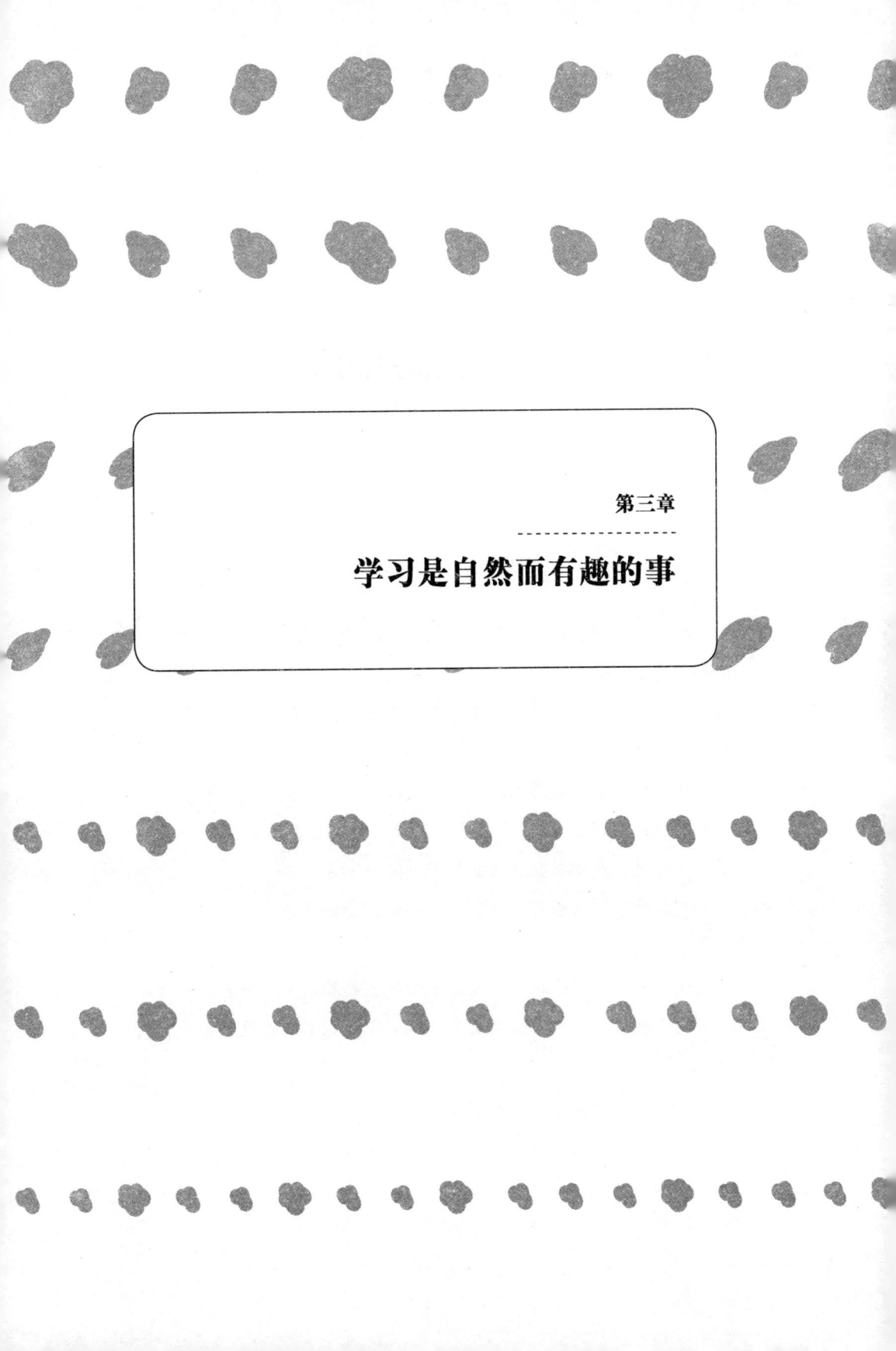

学习是自然而有趣的事

一、点头容易摇头难
顺顺 两岁

我一岁多时,还不会摇头,别人问我什么,我都点头。为此,妈妈都急了。

于是,有一天下午,她由"揠苗助长"而获取灵感,趁爸爸不在家时,对我进行强化训练。方法就是用她的双手抱着我的头,左右来回地晃,晃得我都晕了,无奈我人小力薄,也只好由她了。

这样训练了一下午,等爸爸下班回到家时,妈妈得意地告诉他,"你瞧,我都教会女儿摇头了。"

"真的?"爸爸有点不信,"顺顺,你给爸爸表演一下摇头,头是怎么摇的?"

我马上自己双手抱头,左右来回地晃起脑袋来。爸爸一看,怜惜地抱起我,说:"可怜的女儿,妈妈下午在家就是这样晃你脑袋的吧。"

妈妈的训练方法因此而露出马脚。

定目标和摘果子

达到合理的目标，就像摘到树上成熟的果子，哪怕只能够着最低的那个。只要蹦一蹦，摘得着，努力争取，就会有所收获，这不断的小小的成就能让孩子积累信心，拥有成长的动力。如果目标遥不可及，那么继续蹦下去的意愿就会逐渐降低。

年底，幼儿园开联欢会，孩子们都表演了不少节目，看见一年下来，孩子们不仅个头长高了不少，懂事了，本领也见长，表现出跟平时在家时不一样的一面，家长们都无比激动。特别是孩子们合唱的那首歌，让大家感慨万分。歌词的一部分是这样的："你对我好，我都知道，学学这个，学学那个，忙得不得了；我的烦恼又有谁知道，学得太多，学得太杂，消化不了……"孩子们稚气的童声，唱出的也是他们的心声。家长们听着，想着，这掌声也显得意味深长起来。

平时很调皮的一个男孩子的妈妈看见儿子在舞台上有模有样地表演武功，脸上堆满了笑容。我夸了男孩几句，妈妈却说："虽然做得认真，但动作还是比别人快一拍。"我觉得这个妈妈要求真高。

联欢会结束后，顺顺在大厅里蹦蹦跳跳，伸手去触碰为了烘托节日气氛而从屋顶上悬挂下来的"雪花"，开始还够不着，试了几次，可以够着最低的那朵，别的孩子看见了，也纷纷来蹦着够，有的家长就鼓励孩子去够高的，孩子够不着，没有兴趣，就走了。顺顺却高兴地一遍遍拍着那朵最低的小"雪花"，而且越蹦越高。

看着顺顺开心的笑脸，回想着刚才的那首歌，我想，对孩子真的不必苛求，学得太多，学得太杂，会让孩子小小的心灵背负上沉重的负担。有的家长看幼儿园不布置作业，还自己给孩子布置，让孩子过早就出现了厌学心理；有的家长对孩子要求太高，样样要求拔尖，定的目标永远都完不成，让孩子过早地失去了信心和兴趣。这些，都值得我们家长去反思。

千万不要把目标变成孩子头上的紧箍咒，学习是为了让我们的生活更美好，而不是更痛苦。对孩子的疼爱是帮助而不干涉，要求而不强求，指导而不指挥，建议而不决定，规矩而不规定，尊重而不替代，争取让每个孩子都能在自己的舞台上精彩地呈现自我。

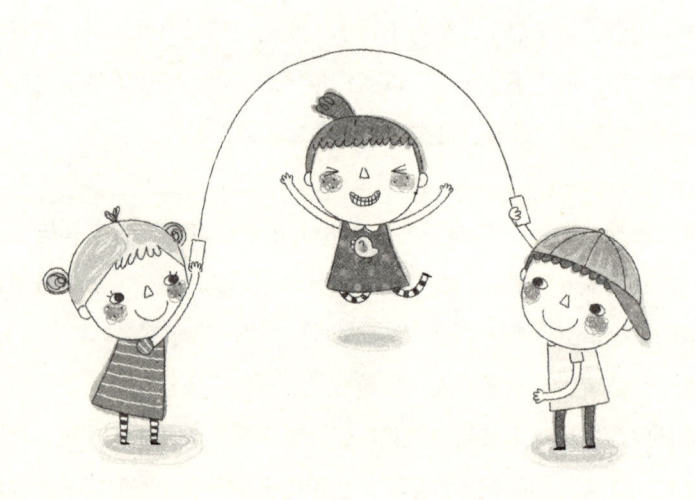

二、爸爸的奶瓶

顺顺 两岁

我一直对爸爸的"奶瓶"十分向往,你看我的奶瓶里不是牛奶就是白开水,可爸爸喝的呀,都是些彩色的水,红黄绿紫的,好不诱人。爸爸每天下班回来,从冰箱里拿出他的"奶瓶",都一口气咕嘟咕嘟地灌,真是又好看又解渴。

我早就眼馋了,有一天终于忍不住向妈妈抗议道:"我也要喝爸爸的奶瓶!"

妈妈笑着拿了一瓶过来,告诉我,爸爸喝的那叫饮料,我迫不及待地捧过来,仰起头就吸,可是还没等我尝到什么味呢,就泼湿了一脸一身,原来爸爸的"奶瓶"一点也不好用呀,瓶口这么大,难怪他每次喝的时候都灌得那么快。

在赶考幼升小的路上

1.备战

2009年上半年,我们开始陪伴顺顺经历考小学。记得自己上小学那阵,到了开学就直接去报名,排排队分分班就直接上学了,学校在家门口,走不了几步路。可是到了顺顺要上小学了,怎么就变成件大事了呢?

上心的家长早就开始"八仙过海,各显神通"了。我们是全凭"空手道",从3月开始,通过电话和现场报名,先在网上查了方圆几里的小学校,综合学籍、学校的口碑、距离远近、有无校车、对口中学等情况,整理了几所学校的报名电话。

能报的学校都挨个打电话报上,到能考的时候都去考一下吧。在上小学这事上,我逐渐对顺顺产生了一种愧疚的心理,她从上小学就要开始自己去迎接考试的压力,我们做不到直接托人交钱搞定,这可算一个折腾。可是人说"挫折即存折",折腾也不见得是件坏事。

好在顺顺在多年的潜移默化中,已经视考试如一种游戏式挑战。于是,我们抱着拉出去走走的心态给她报考了京城教育某牛区某牛校的"超常班"测试,初试一千五百六十五人报名,取二百四十名进入复试,顺顺通过了初试。复试取前一百名试读三天,考了三个小时七张卷子,顺顺没有能闯过这关,成绩评定三个AAA,她考了AAB。

但是,这个考试让我们收获良多。

第一个收获当然是顺顺的能力，能够与一些能力智力超常的孩子同场竞技，有这个成绩和镇静迎考的经历，我们已经觉得她很棒了。说实在的，复试的卷中出现了小学三年级的奥数题，这种水平也是我们望尘莫及的，认识到顺顺聪明但不超常，这已经聊以自慰了。

第二个收获是在这场风声鹤唳的考试后，顺爸开始自省父爱教育的重要性，主动并积极参与到这场其实才刚刚开始的"战斗"中，这更是我一个极大的收获了。

第三个收获是这场考试不仅考了孩子，更考了家长，家长的教育、家长的心理。冷静下来，我认真地思考了一下：超常班真的对顺顺的发展有利，还是我们的虚荣心在作怪呢？这真是一次反省！

考试的结果我们没有告诉顺顺，她也在后来的开心度假中忘记了此事，并非不希望她有挫折的意识，有个认识自己实力的机会，只是对于这么小的孩子来说，自信心的树立更为重要。

我曾经旁敲侧击地问过她，是否希望自己能考过，她说当然了，我问她为什么呢。她的回答是：如果所有去考的学校都考过了，她就可以有主动选择的权利了。小小的女儿，在她的心里并没有哪个学校好哪个学校不好的分别，她所要的感觉只是可以傲视群雄，指点江山。那么，这个成绩的意义就不那么重要了，将来就让她在这里看这个结果吧。也许她会理解妈妈当初没有告诉她的用心，并且不遗憾自己曾与名校擦肩。

从某种意义上来说，塞翁失马，焉知非福，顺顺如果真考上那个牛校，早上起不来的可就不只她一个人了，我们紧接着要发愁的就是那长达六年的长途接送，或者面对那里高昂的房价或租金了。

2.迎战

没想到顺顺认识"赶场"这个词是从"赶考"开始的，因为要跨区上小学,就是所谓的择校,所以从2009年4月开始,我们就赶着场去参加入学测试、面试。有两个学校甚至还面试了家长,就是所谓的"考爹",看看家长的教育理念是否与学校对味。

不久,与中科院心理所合作的中国唯一一所十二年制连读的××超常班电话通知,顺顺通过初试,六百六十多人报名选一百人进复试。她考出来后,我们问她什么感觉,她说一个小时六十三道题,像高考一样画答题卡,丢给我们一句"考试很成功",就若无其事地赶考另一所学校去了。

当得知初试结果后,她欢呼地耶了一声,然后问:"还复试吗?"复试是肯定的,这也是练兵的一个途径,通过考试,多接触各类题型并且顺便成长为考手,这是适应应试教育体制下的必然经历。顺顺听说还要复试后,并没有反感,就说了一句:"那就再考一下试试呗!"孩子有这样轻松豁然的心态,也算是经历中的一种收获吧!

在漫漫赶考的路上,我们也平和了自己的心态,每周六的迎考已经不再给我们的日常生活带来影响,该玩就玩,该休息就休息。顺顺甚至在赶考的过程中学会了骑自行车,对于"授之以鱼不如授之以渔",我们也有了深刻体会。

有时候,我们要操心的反而是,如果所有的好学校都考上了,该如何取舍啊?

3.收获

顺顺被超常班录取了!那天赶场考的两个学校,顺顺都考上了。

前一场的超常班是六百六十多人考,录取三十人,搜狐网新闻首页对此有所报道。后一场是招收片外报名一千多人,录取七十七人的一所小学。

"中科院与北京××学校合办的超常班采取十二年一贯制教学，孩子六岁入学后将在实验班完成小、中、高的全部教育。十二年中，除接受常规课程学习外，学校还针对学生精力充沛的特点，结合兴趣开设国画、围棋、书法等传统文化课程，每周都安排半天的综合社会实践课，包括爬山训练、体验劳累、体验挫折等，此外，体育课时量也比普通班增加一倍，同时，生物、化学等学科的户外实践活动将大幅增加。通过九年的课堂、户外实践和交往教育，孩子在高中就具备和大学教授一起做实验、写论文的能力，成为少年大学生是水到渠成的事。"看了这段网页新闻报道，毋庸赘言，超常班小学阶段的优势跃然纸上！

超常班的精英教育、快乐体验，我所欲也，重点学区的学籍师资，重点初高中，亦我所欲也，我们选择的不是学校学区，而是孩子一生教育的赌注，这鱼和熊掌不能兼得之事，让刚刚被考上超常班冒起的喜悦泡泡变得像阳光下的肥皂泡一样耀眼又转瞬即逝，迅速淹没在应试教育的压力、学籍的抉择之下……

教育资源的不平衡，小学学籍与初中划片的挂钩，让家长们蜂拥选择了择校择区。为了孩子，家长们不惜从南到北，从东到西举家迁徙，或早几年就购买天价学区房，为求一好学校，这其中的喜忧掺杂一言难尽。赌不起这试验性的十二年，最终，我们还是在纠结之后选择了放弃。

4.选择

权衡了方方面面，我们最终还是选择了东城区一家百年小学校。学校掩映在一条小胡同里，简单，不大，新校舍，有班车，方便接送，仅此而已。

风风火火的幼升小考试结束了，顺顺因此获得了更多的考试经验，也从中锻炼了临场发挥能力和心理承受力。在这个过程中，我们也结识了一些共同赴考的"战友",增加了沟通信息的渠道和共享不同学校之间资源的机会。

参与升学考试只是一种学习的手段,最后的择校还需要多方权衡,没有最好,只有最合适,如果一味地追风名校,而不全面考虑现实的情况,最后只会是伤不起。况且,择校也仅仅只是个开始,持续地陪伴和关注、辅导孩子的学习,则是家长的一项长期工作,需要持久的耐心、恒心、智力和体力。

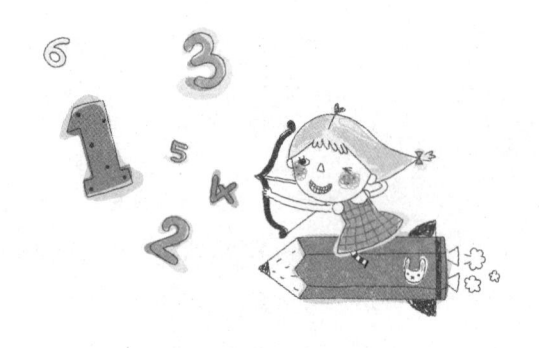

三、我的时空概念

顺顺 四岁

当我学会了春夏秋冬四个季节的顺序后,妈妈时常在客人面前炫耀。因为无论怎么问我也不会混淆,于是,妈妈又教了我几个关于时空的新词,可是我的表现马上就令她后悔了。

"顺顺,春天后是什么天?"

"夏天。"

"对,夏天后是什么天?"

"秋天。"

"真棒,那秋天后是什么天?"

"雨天。"

"啊?雨天后是什么天?"

"后天。"

妈妈汗。

❖ 第一次玩真的考试

我们都经历过大大小小无数场考试,应试升学、职称资格考等,面对考试,我们也曾产生过害怕、忧虑、不安,倍感压力等情绪——这就是"考前焦虑",许多考生曾经经历的一种情绪。

心理学研究表明,考前适度的焦虑有助于发挥考生的心理潜能,但过度的焦虑则会抑制大脑,不利于临场发挥。因此,应该如何调整考前心理状态,是所有考生和家长普遍重视的问题。

与其将来费力调整,不如未雨绸缪,防患于未然。从小给孩子灌输正确的考试观念,培养良好的考试心态,让他们适应应试教育,以一种娱乐并淡定的方式来迎接考试,这正是我们期待和努力的目标。

顺顺自从上了学前班后,就开始遭遇不断的考试。要说考试,顺顺可不陌生,因为我这个当妈的为了重出江湖,就经常为了考试挑灯夜战,她耳濡目染,也早早地接受了这种状况,知道考前复习时,旁人都要退避三舍,禁言禁行。虽然我自己在考前也曾焦虑得像热锅上的蚂蚁,但在女儿面前,我总是表现出很积极努力、热情高涨、兴趣盎然的样子,希望留给她一个印象:考试是件好玩的事情,我们都喜欢这个游戏,并乐此不疲。

曾模拟"玩考试游戏",比如出一些题目,我和顺爸假装都是考生,还得假装成很努力但也考得不太好,必须假装得并不是故意让她,不能让她看出破绽。顺顺就会很开心地觉得考试真是好玩啊,爸爸妈妈那么绞尽脑汁都考不过她,还能三人一起玩,她能从中找到乐趣和自信。她喜欢玩考试游戏。

刚上一年级的顺顺，第一次期中考试了。之前她还心事重重地担心着英语，我们告诉她还有三天，可以帮助她一起复习。于是，三人回来轮流当老师和学生，我上语文课，爸爸上数学课，顺顺上英语课，当然，我们还要表现得很认真的样子，形成竞争抢答的良好风气。真是"三人行必有我师"啊，在家里开起一个小课堂后，顺顺的兴趣也大了，自己主动私下备课用功，以拉大与我们这两个"差生"的距离。

针对顺顺容易混淆英语的L和H的问题，我们就对着路上的车牌练习，同时还随便练习了一下单双数。我们发明了一个口诀："LL像倒7，HH像楼梯。"她念了几遍后，就再也不混淆了。

早上送她上学的时候，她问我："妈妈，我爸说我考九十分就奖励我，那万一我考得不好呢？"

"无论你考多少分，妈妈都爱你。"我避而不谈考试。

她听了好开心，听得出口气轻松了许多，"那我万一考不及格你也爱我吗？"

"当然，哪个家长不希望自己的孩子考好啊，但是我们不会因为你考得不好就不爱你的。首先，你这么聪明努力是不会考不好的，万一没考好，那可能是因为粗心，那么以后就要注意一点。如果真的是试题很难没考好，那正好检验出你哪里学得不够扎实，再继续努力吧。"之前，我就跟顺爸讨论过不能让孩子从小就对考试产生畏惧和压力，所以我们的期望值也不高，明知她能考到九十五，我们就定九十。

"嗯，我会努力的，如果考不好，就再继续努力。"顺顺仿佛听懂了我们的大话小说。

"是啊，考试多好玩啊，考完了成绩就成了一个秘密，咱们一起来猜猜多少分，看谁猜得准。况且考完就放长假了，好开心啊！你要相信，无论你怎样，你都是妈妈的女儿，妈妈都会爱你的。"

"妈妈，你就放心好了，我一定会考一百分的。"顺顺就像吃了一颗定心丸。

当父母无条件地爱孩子时，孩子自然就会有力量和信心了。

四天后…

放学了，顺顺拿着考卷问顺爸："爸爸，你一定猜不到我英语考了多少分。"

"是吗，那我猜猜啊，看你这么得意，一定考了九十分吧！"

"爸爸，你不是说考了九十分就奖励我吗？我考了八十九分，还奖励吗？"

"考了八十九分啊，只要你尽力了，也奖励啊！"

"哈哈，我考了八十九加十一分，你算算结果是多少分啊？"

顺爸假装"呆头呆脑"地掰着手指头又算了半天……逗得顺顺在旁边窃喜。

以爱为基调的教育才是好的教育，把爱与成绩混为一谈，以成绩来衡量爱，作为爱的交换条件，只会让孩子小小的心灵背负上沉重的负担，歪曲学习的意义。

对孩子的教育要讲究技巧，不能一概而论，最好能根据孩子的个性，施以个性化的教育方法。以孩子可以理解的方式，寓教于乐，往往能收到事半功倍的效果。

四、不想上二年级
顺顺 七岁

　　过了暑假,我就要上二年级了,可是,我不想去上二年级。

　　爸爸问我:"为什么呢?"

　　"我上幼儿园大班的时候,就开始学'aoeiuü',上了学前班,又从'aoeiuü'开始学起,我都学会了,上了一年级,也是学'aoeiuü',我都学烦了。"我苦恼地说,"上了二年级,是不是还是从'aoeiuü'开始学呀?"

　　"哈哈!"爸爸听了我的解释,笑了,"傻丫头,上小学从一年级到六年级,每年都会学新知识,再也不会从'aoeiuü'开始学起了。"

　　"是吗?那我可放心了。"

厌学为哪般

有一天，我问顺顺："你长大了想做什么？"

她甩了甩写字写累了的小手，伸了伸酸痛的胳膊，说："我想退休。"

"什么？你为什么想'退休'？"我以为自己听错了。

"是呀。"顺顺说，"爷爷奶奶退休了，睡个懒觉，在家看看电视，买买菜，逛逛公园，锻炼锻炼身体，多好啊！这样就不用写作业、上学了。"

"如果爷爷奶奶不上学，那么他们又从哪里退休呢？"虽然我勉强地解释了，但我仍然陷入了沉思。

处于游戏阶段的小孩子，刚开始步入学校，受到校规纪律的约束，面对越来越多的作业、学业的压力，如果家长再严格要求，时不时地打骂，很容易让他们产生厌学的想法。对这种想法，经过适当的引导和适时的劳逸结合，一般都会慢慢适应。但如果厌学情绪严重，上课不听讲，好动坐不住，随意穿行，干扰同学，与老师冲突，甚至不愿写作业，不愿意上学，则需要及早发现原因，及时更正这些行为。

孩子处于懵懂的阶段，人生观、价值观都未成型，为什么会过早地对学习失去了兴趣，其中的原因很多，有社会的原因，有学校和家庭的原因，也有孩子自身的原因，主要是学习动力的缺乏。为什么会缺乏学习动力呢？试想一下，一件事，如果做与不做没有什么不同，人一般会选择不做，这是一种避难从易的心理。

那么，厌学原因到底有哪些呢？

1.社会原因：社会风气不好，各种诱惑太多。随着电脑等各种家用电器和文化娱乐活动的普及，孩子的业余生活有了更多的选择：上网、打游戏、看碟，甚至泡温泉、旅游、健身、拿着手机打电话、坐着私车去度假，一方面确实提高了生活质量，但另一方面也分散了孩子对主要任务——学习的精力，攀比家庭条件，增加虚荣心理。有的孩子的理想就是当大款，没有知识却能白手起家的人比比皆是，通过彩票一夜暴富改变命运的例子也常见诸报端，孩子受到各种各样信息的冲击，没有正面的引导就很容易抱着侥幸的、得过且过的心理生活。

2.学校的原因：应试教育不可避免地给了孩子一定的压力和负担。学校生活过于紧张，学校规矩过严。现代的孩子多为独生子女，在家都是心头肉掌中宝，承受能力相对较差。孩子在学校中受到委屈、批评，很容易产生自卑的心理，从而回避老师、同学和学校。从幼儿园的环境过渡到有规律的学校生活，有一个适应的时期，他们不仅要适应新同学、新环境，适应新的生活规律，还要学着自己处理人际关系，在同学中找到自己的位置。

为上一年级准备了四年，而从二年级开始就要看自己的学习能力了。所以这就是为什么有的家长疑惑孩子在一年级学习成绩还不错，到了二年级三年级就开始跟不上了。学习能力和学习习惯的培养，比简单地只看学习成绩重要得多。

3.家庭问题。不可否认，孩子学习成绩的好坏，与家庭有很大的关系。现代社会竞争激烈，优胜劣汰，往往让家长不由自主地望子成龙，期待值过高，要求过严，生怕自己的孩子不能出人头地。这种做法的直接后果就是导致孩子害怕失败，心理负担过重，依赖心理过重，丧失进取心。

有的家长采取强硬专制的手段，导致孩子的学习成为一种被动，学习是痛苦的条件反射，孩子反而会以逆反的行为来报复父母的不公正。

有的父母则因自己工作的原因，把孩子丢给老人，忽视了孩子入学后的心理调试，等到发现问题才开始着急。

家庭关系对孩子的影响更大，生活在一个不和谐的、经常有纷争的家庭里的孩子，会有强烈的不安全感，无心顾及功课。而家庭不断的争吵和冷漠的气氛，会使孩子心事重重，产生焦虑心理，无法再对学校发生兴趣，遇事容易逃避。

4.孩子的问题。孩子心理发育不成熟，对社会适应能力较低，幼稚，缺乏积极的进取精神，缺乏自信心。再加上刚开始的对学习的一点兴趣，随着自己创造力和与众不同的行为被思想保守、生活刻板、只注重分数的父母所压抑，不仅不能为自己的独特性、创造性而骄傲，反而会感到自己无能而自暴自弃。

综上所述，孩子对学习没有兴趣、厌学的原因，不能一概而论，可能是诸多综合因素导致的结果。家长要仔细观察和分析，找到切入点，才能对症下药。但是，作为家长，主要的责任还是给孩子提供一个安全的环境，和谐的氛围。

要相信，好的亲子关系胜过一切教育。我们可以试着从以下几点着手——

1.从兴趣点着手。有心的父母最清楚自己孩子的喜好和兴趣点。一般来说，孩子的兴趣从本质上来说是非功利性的，家长应该给孩子提供各种机会，如参观、游览博物馆，读课外书，参加孩子主动愿意并有兴趣的特长班，发现孩子的兴趣指向，给予正确的引导。在他的兴趣与学习中间搭搭桥，找到共同点，注重在课外的生活和活动中切入学习知识，以生动活泼的形式，寓教于乐，逐步把孩子的兴趣点与学习挂钩，增强他的学习能动性，以此带动自信。

2.做学习兴趣带头人。培养兴趣的办法可以是让孩子接触对某事有兴趣的人，因为兴趣的感染性很强。我们身边不乏这样的例子：学音乐的家庭有爱乐器的孩子，学书法的家庭有挥笔泼墨的孩子，而成天在麻坛上作战的家庭，孩子则很早就学会了和牌。家长自己最好做有意义的"兴趣带头人"，实践证明，家长把时间和精力用在当"学习监工"上，不如用在给孩子做好的或找好的"兴趣引路人"上。

3.学会爱孩子。大多数的家庭因为只有一个孩子，在"非常6+1"里长大的孩子是全家人关注的中心，要风得风，要雨得雨，养成了以自我为中心的习惯。但在学校里，甚至步入社会后，孩子发现现实完全不同，没有人把他当中心，他反而要逐步去适应，去争取自己的地位，受到一点挫折和委屈就怨恨、报复，承受力过低。家长却认为辛辛苦苦的付出，应该得到优异学习成绩的回报，这是一种功利性的爱，家长对孩子在生活上的全方位服务和在学习上的求全责备之间的落差，更容易招致孩子的不理解和怨恨。所以，爱孩子，就不要太功利，父母要做的就是无条件的关爱和无条件的接纳。

4.温暖的家，安心地学。在健康和谐的家庭中生活的孩子，人格健全性格开朗，这为他以后学习生活和步入社会的适应能力与处理人际关系奠定了良好的心理基础。

家长要重视为孩子提供温暖而安全的学习环境，不要让孩子无形中介入成人的矛盾，负担太多的压力。有个二十二岁的女孩得了抑郁症，她从八九岁开始就面对父母无休止的争吵，一直处在担忧和害怕的情绪里，郁郁寡欢，读到高中就无心再读书，不能工作，对恋爱也没有信心。家长要负起孩子的责任，在童年时忽略了孩子的父母，以后无论怎么补偿孩子也无济于事。

有的家长一有问题就去找老师想办法，可老师带着几十个学生，无法一一顾及，再好的老师也顶不过好爸好妈，再好的老师也只是孩子成长的一个阶段。家长却见证了孩子成长的每个阶段，是孩子主要的陪伴者，所以，家长也要不断地学习、更新自己的教育理念和家教水平，缩短和孩子之间的距离，让孩子有一个温馨、快乐的家，解除压力，才能快乐学习，轻松成长。

5.有欣赏而发展的眼光。孩子的成功，是每个家长的期望。但是，成功并不只是体现在成绩上。考试是一种能力，但并不是唯一的能力。家长要能发现孩子的优点，欣赏并称赞，给孩子建立起信心。只有幸福的人，才会有安全感，有爱心，与人和谐相处，对自己充满信心。无论将来成就如何，都要做一个幸福的人，因为一个幸福的人比一个成功的人更快乐。基于这点理解，对孩子的期望值应该建立在对孩子的正确认识上，长远规划，切忌拔苗助长。

五、关于礼物

顺顺 三岁

我最喜欢睡大床，最喜欢睡在妈妈身边啦，可是爸爸告诉我，"如果你不在新买的小床上睡，就把小床当做礼物送给你的好朋友宝宝，这样，你以后就在家睡地铺，好大的床！"

这当然不行了，我想了想，跟爸爸讨价还价，"能不送我的小床吗？咱把你的电脑送给宝宝当礼物，可以吗？"

爸爸低头无语。

❋ 全家学习控

顺顺生长在一个充满了"书香气"的家庭中，这一点一直让我比较欣慰，在学习这个问题上，不用多费口舌，因为家中爱学习、求上进的亲人们给顺顺树立了一个个"不言而教"的榜样。

2008年，顺爸三十而立，决定重新做一回学生，攻读中国医学科学院在职博士，他一边上班一边读书，自然非常辛苦，可是全家都很支持他的决定。我在这两年中重新树立了事业奋斗的目标，开始自学心理学，并在北京师范大学进修心理学研究生课程，通过了国家二级心理咨询师资格考试，从一个政工人员成功转行，步入了心理咨询师的行列。

"万般皆下品，唯有读书高。"这句古话搁在我们家，再恰当不过。

家里目前就有四个硕士毕业生：顺爸、顺舅舅、顺姑姑和姑夫，还有一个没毕业的老研究生：顺爷爷。高级知识分子比率着实高。继顺爸读博后，顺的姑夫也紧跟其后考上了北大医学院在职的医学博士，顺姑姑也不示弱，学起了二外——日语，每周六日的业余时间有一半是用在学习的课堂上。顺奶奶没事也读读报，虽然对高学历望尘莫及，但她也是中西医结合，有本事开私人诊所的经验丰富的老医生，如今能给一帮研究生、博士生做饭，也是值得自豪的事，很有成就感吧。一帮成功的人后面，总是要有个伟大的女人啊！

顺顺的姥爷六十多岁开始学习电脑，顺顺的姥姥则从退休后就在"老年大学"里持续"深造"了几年书法、绘画、唱歌、舞蹈等，有时也参与业余演出，作品也入选画集出版，生活得丰富充实，真正是老有所为，夕阳无限好。

就连顺顺的太太如今四世同堂，九十三岁的高龄，仍然读书看报、关注新闻，常挂在嘴边的话就是"活到老，学到老，还有三样没学到"。

顺爷爷一直对家人学习的学费无私赞助，他的那点退休金，大多贡献在这上面了。能继续学习深造，在我们家就是一桩值得庆贺的喜事。不管社会如何变迁，我们仍然相信"腹有诗书气自华""书中自有黄金屋"。我私下希望顺顺将来能超过家里的所有人——现在看起来有点难度，最好还是让她没有压力做自己比较快乐，我们需要做的就是提供一个宽松而上进的环境。

总之，家庭环境对孩子的影响很大，良好的学习环境，包括学习环境的硬件：安静的住所、明亮的书房、舒适的桌椅、合适的灯光、必备的学习用品等物质条件。住房条件好的家庭可以给孩子一个单独的书房，条件不允许的家庭，也应该为孩子安排一个固定的学习角。

学习环境的软件主要包括：家长的榜样、家庭环境的安静、家庭学习气氛以及对学习的态度等。德国神童卡尔·威特的父亲非常重视学习习惯的培养，在威特学习的时候，即使来了客人，威特的父亲也会说："威特正在学习，请你等一等吧。"大人的这种态度特别有利于培养孩子"学习时间神圣不可侵犯"的观念。

人的心情和行为往往会受到环境及气氛的影响，孩子更是如此。家长对孩子的影响是潜移默化的，如果孩子常置身于家庭浓厚的学习氛围中，他也会自然而然地喜欢学习。

千金难买心灵的充实与精神的富足。"孟母三迁"是为了孩子能有一个读书上进、墨染书香的好环境，那么，如果孩子身边的亲人能在自己的家庭中营造这样的氛围，岂不是自给自足、近水楼台先得月的事吗？

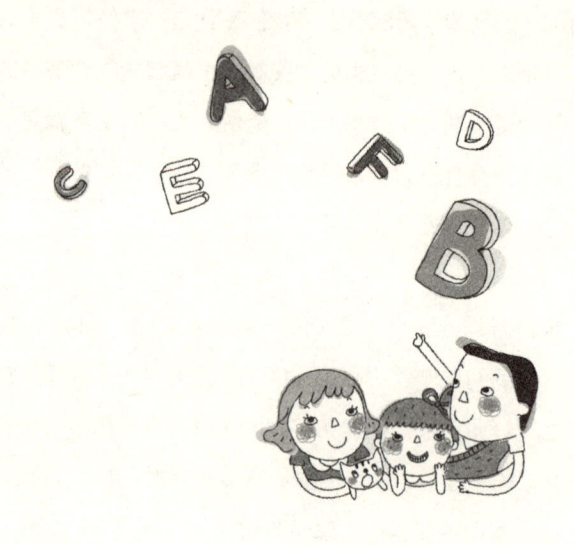

六、到底谁做作业

顺顺 五岁

上了大班后,幼儿园开始布置作业了,写拼音和数字。想到一回家就要做作业,我就头大,但是老师说了,如果做得好,可以用五个星星("好"的评语)来换一支铅笔,我还是好好写吧。

今天真高兴,老师说今天的作业不用写,我只要复述一个故事,家长记录下来,交给老师就好了。这样的好日子不多,回家后,我说一句,妈妈写一句。

可能是妈妈平时用电脑打字,写字好慢,她说我讲得太快,她跟不上记录,还让我停下来讲慢点或者重新复述。她还埋怨故事太长……

在等妈妈蜗牛慢慢爬的时候,我不由得深深叹了口气,"老师不仅要给我们布置作业,还要让小孩子辅导大人做作业,唉……你说当个小孩子容易吗……"

🌱 如果学习像呼吸一样自然

假日的早晨，正想睡个懒觉的我们，被一个朋友的电话吵醒了。如果没有什么急事，谁会这么早打来电话呢？他确实遇到了苦恼，刚上初中的儿子成天打游戏，不学习，现在发展到一不如意就与父母翻脸甚至摔东西的地步。

朋友是想跟我要一个万能锦囊，一招就能制胜，可是，治本的办法正是要理解孩子，了解他内心的想法。我问朋友，孩子喜欢什么样的游戏？他说战争武斗一类。我问他孩子在游戏过程中获得什么了吗？他说没想过，或许只是贪玩吧。

朋友本人是个博士，当年成绩斐然，自然希望孩子出人头地，甚至超越自己。精神分析理论告诉我们，在男孩的潜意识中，父亲是个潜在的对手，当他发现自己的能力无法超越父亲并持续不被父亲认可和肯定的时候，这种从现实生活中衍生的挫败和无力感便转移到游戏中，得到了补偿性的获得，从而容易让人深陷其中。即孩子在打斗的游戏中获得的是力量与控制，成就感和价值感，这些他在生活中得不到，在虚拟世界中，却可以去争取获得，所以，他乐此不疲甚至难以自拔。

如果家长能及时了解孩子的需求，合理地引导并给予他在生活中所需要的支持力量，他就有可能渐渐回归到现实中来。

如果说吃饭是补充能量，学习则如同呼吸空气一样自然。实际上，我们从出生的那一刻起，就开始学习如何在这个世界上生存，可以说，学习陪伴了我们一生。有时候，我们或许会因为不同的原因丧失了对某些知识的渴望和兴趣，但是，只要静下心来想一想，从人生的长河来看，多学一点就让我们多一项生存的技能，让我们的生存更有质量。

　　我和顺顺一起看过这样一幅漫画：一群人背着沉重的十字架在路上走，走着走着，其中一个人停下，把背上的十字架放下，锯短了一截，他感觉轻松了一点，继续往前走，走着走着，他又把身上的十字架锯短了一截再走。如此三番五次，他身上的十字架显然比别人的轻松多了。这时候，他们突然遇到了一个鸿沟，其他人把背负的十字架放下，架在鸿沟上，轻松地走过去了，只有这个人，因为锯短了十字架，架不起来，此时只好望沟兴叹，止步于此。

　　学习更多的知识，有些人就觉得是背负了一个沉重的十字架，岂不知这都是日后可能用上的助你勇攀高峰的"阶梯"，书到用时方恨少，当你需要向上攀越的时候，往往发现自己已经手无寸铁，为自己学得少而悔恨。

　　我们家的人都比较爱学习，也正因为如此，我们才得以通过奋斗选择自己的事业，改变人生。假期我们也会一起计划出游，抓紧周末的空隙丰富生活。但平时五天工作日中却很少看电视，自觉地维护家庭学习的安静环境。只要顺顺在学习，我们就会做一些安静的工作，比如读报、看书，用电脑学习工作。学习大过一切。

　　我不太熟悉网络知识，但顺爸却是个电脑达人，我曾经跟顺爸谈起过自己的担心：顺顺会不会有一天也会玩电脑游戏成瘾。

　　顺爸说电脑是个工具，就看怎么为人所用。如果家长把电脑当成一个学习工具而不仅是娱乐工具，孩子自然就会潜移默化地认同。

　　记得有一次，学校考试卷上有一道"写话"题，要求孩子写下遇到困难怎么办，顺顺写的是："我在书上看到'化石'这种东西，我不明白，就去电脑上查信息，找到了关于'化石'的很多知识。"老师为此给她一个好评，因为全班只有她想到求助网络。

顺顺刚接触到文字的时候，我们并没有过多地教她认字，但是她很喜欢听故事，一个故事往往要听很多遍直到自己会讲，并讲得像模像样，似乎认字一样。为了吸引她更大的兴趣，我们在讲一个长故事的时候，故意在精彩的地方打住，告诉她明天再讲，或者让她猜测接下来会发生什么，这样，总是让她饶有兴趣地有所期待。

把这个方法衍生到学习上，我们在给她讲一道不会的算数题或者知识点时，讲到她正听得触类旁通兴致盎然的时候，就适时地戛然而止，让她总是停留在开心快乐的学习阶段，而不是被迫停留在学得精疲力竭、抵触厌烦的阶段，这样，会引导孩子对学习充满乐趣和憧憬，拥有美好的记忆。

学习并不仅仅限于书本知识，还体现在对自然的感触、对生灵的敬畏、对生活的体会和对人生的感悟上。在生活中，学习无处不在，实在是一件很自然的事。

人生在世，只有健康的身体和学到的知识才真正为自己所拥有。

学习也像是给心灵做有氧SPA，能保持我们的年轻活力与美丽。

一直很欣赏一个著名的化妆师说过的话："化妆只是最末的一个枝节，它能改变的事实很少；深一层的化妆是改变体质，让一个人改变生活方式。睡眠充足、注意运动和营养，这样她的皮肤改善、精神充足，比化妆有效得多；再深一层的化妆是气质，多读书，多欣赏艺术，多思考，对生活乐观，对生命有信心，心地善良，关怀别人，自爱且有自尊，这样的人就是不化妆也丑不到哪里去。"

所以说，三流的化妆是脸上的化妆，二流的化妆是精神的化妆，一流的化妆是生命的化妆。

我想告诉朋友，孩子玩游戏，也是一种学习，学习在虚拟的世界中如何交流、沟通、掌控和与人建立关系。了解孩子的需求，有的放矢地引导他的能量转化，给孩子创造天然氧吧一样的学习环境，难道他还不想呼吸吗？

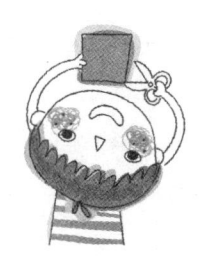

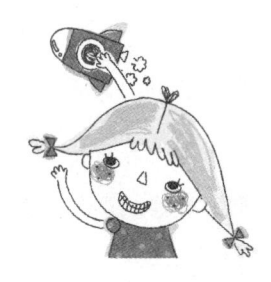

七、本末倒置
顺顺 六岁

快过节了,大家都在讨论去哪里度假。妈妈也兴冲冲地憧憬,"好想去看海啊,我喜欢那种一望无际的感觉。"

"顺顺,你没见过那种一眼看不到头的海面吧!"妈妈感慨道。

我歪头想了想,问道:"你不是就站在'头'吗,应该说看不到'尾'吧?"

那些无言的爱

顺顺是个喜欢画画的小孩,小时候上过一期亲子班,她第一次接触到各种染料,涂了一幅黑疙瘩一样的画,她要我好好保存,告诉我说那是晚上河里的小鱼。

顺顺那时候一岁半,她画不好直线,画圈也拖个小尾巴,合不拢。

顺顺两岁的时候,已经能画一条像模像样的鱼。有一天,她画了一张横倒着的脸,我问她为什么不是正的,她说画的是妈妈躺着睡觉的脸。

作为父母的我们,并没有画画的功底和经历,顺顺却显示出对画画的兴趣,犹豫再三,我们还是没有给她报任何关于画画的兴趣班,一是不想再额外增加负担,二是发现没有专业的指导,她缺乏的是一些技巧,却保留了天马行空的原创意。

所幸的是,顺顺在学前班碰到了孙媛媛老师,她并没有刻板地教孩子怎么按照模板画,而是教他们如何进行色彩的搭配与线条的运用,教他们发挥自己的想象,自由发挥,画得怎样并不重要,重要的是要有自己的想法。这一点我非常欣赏,也十分庆幸。一学期结束的时候,孙老师给每个孩子制作了一本属于他们自己的画册,让我们看到了一幅画卷绘就的无声的成长轨迹。顺顺在假期用旧挂历纸封底画了一幅山水,说是要送给孙老师,因为她喜欢她。

顺顺五岁时,在幼儿园画了一幅房屋画,画法稚嫩,也不惊艳。我们为了鼓励她，帮她投稿到"家庭周末报"，居然刊登了，顺顺乐得逢人便说，画画的兴趣更大了。

顺顺后来喜欢看一档电视节目——"艺术创想"，节目中的尼尔叔叔非常有创意，无论是信手涂鸦还是大型创意作品，都给人启迪。顺顺自己跟着学那些创意作品，她做的"卡刺的小猫"非常有意思，要用X光（就是对着阳光照）才能发现郁闷的小猫肚子里有一根刺卡住了。我的同事李练还开玩笑说要跟顺顺预定画一幅送给她呢。顺顺居然告诉她预定需要排队，因为她的"作品"太畅销，实在忙不过来。

2009年，我们去上海世博会，顺顺在参团的孩子中年龄最小，可是参加画"海宝创意画"比赛，却夺得了唯一一个一等奖，海宝的衣服设计得非常独特，得到了最多的家长票。

顺顺热衷于用画来表达她的爱，逢年过节，家人过生日，她都会以一幅画来表达她特有的祝福。顺爸过生日，她就给他画电脑，每年画得都不一样，越画越大。我们的结婚纪念日，她也会画上一幅温馨的携手图送给我们。

有一次，我试着用画图来表达我的想法，顺顺爱吃草莓，那天我买的草莓不太甜，我上班前洗好了放在桌子上，画了一张哭脸，写着"不太甜"，回来后，发现多了一张纸条，上面画着一张正在往嘴里放草莓的笑脸。顺顺喜欢这样的方式，草莓不甜，妈妈的爱甜。

顺顺会写更多字的时候，就开始字画结合，当她认为我表现好的时候，留的小纸条是"合格妈妈""优秀妈妈""妈妈辛苦了，我爱你"等，这样的鼓励也正是我快乐的源泉，"成长"的动力。

爸爸出差几天，回来已是深夜，顺顺没有等到爸爸就睡着了，她给爸爸留了个字条："爸爸我很想你，妈妈也想你。我先睡了，明天早上好好看看你。"字里行间充满了温情。

顺顺七岁的一个周末的早上,我要去加班,顺爸送我,但是顺顺还没醒,我们第一次留她独自在家睡觉,并试着给她留了一张纸条,放在枕头边,还标上了拼音:"爸爸送妈妈上班,你一会儿醒了,自己给爷爷奶奶打电话!我们爱你!"等我们回来时,发现顺顺也给我们留了一张纸条:"我kan了ni们给我jia zai zhen头bian的xin,我bei na zhang xin gan dong de ku le(我看了你们给我夹在枕头边的信,我被那张信感动得哭了)。女儿顺顺"纸条上还画了一堆心形的笑脸。她的信也感动了我们。当女儿长大了的那天,醒来发现爸爸妈妈不在身边,但是也能感觉到我们的关心,这是她照顾好自己的勇气。

顺顺上小学了,家长每天都要给她的家庭作业签字,这是一项烦琐的工作,也占用了我们不少时间。有一天,我们发现桌子上摊着一排大大小小的作业,上面压着一张小纸条:"下面这xie作业我都写完了,请帮我jian查,有一xie ti shi你的标zhi,写完后帮我 ca diao,有一xiang作业我没写,请 liang jie,xie,xie 合作。"(下面这些作业我都写完了,请帮我检查,有一些提示你的标志,写完后帮我擦掉,有一项作业我没写,请谅解,谢谢合作)劳累了一天的我们,看到这懂事的提示条,感到十分欣慰。顺顺慢慢地在为她自己负责了,我们身上的压力又减轻了一些,我开心地拥抱了她。

在这些无言的爱与画中,我们感觉到彼此的心情、彼此的爱。现在女儿画画的同时,还积攒了好多废旧物品做手工。她做了纸筒花送给我当三八妇女节的礼物。有时候,我们也在共同合作的过程中体会到彼此的智慧。

同学艳子的儿子王子今年四岁,她非常担心王子到现在还不太会画画,也没有耐心坐下,拿起笔就乱涂,没有章法。我告诉她不用着急,每个孩子都有自己的个性、喜好和优势，况且，顺顺四岁的涂鸦，也让人喷饭呢。

每个孩子的确都有自己的特点，王子就非常喜欢朗诵英语，喜欢摆弄汽车，也很喜欢拼图。顺顺班上的晧旸和子仪都是非常有画画天赋的孩子，他们的画让成人也自叹弗如，有一次，看到他们画在顺顺作业本上的画，我甚至还以为是印刷品呢。相对于他们的专业，顺顺的图画就仅仅是个人欣赏，自娱自乐。

图画和文字只是人类认识世界的一种方式，表达爱的方式多种多样。女儿能用这些非语言的方式表达出她的感情，就让我们之间多了一项沟通的渠道，我觉得这就是价值所在。

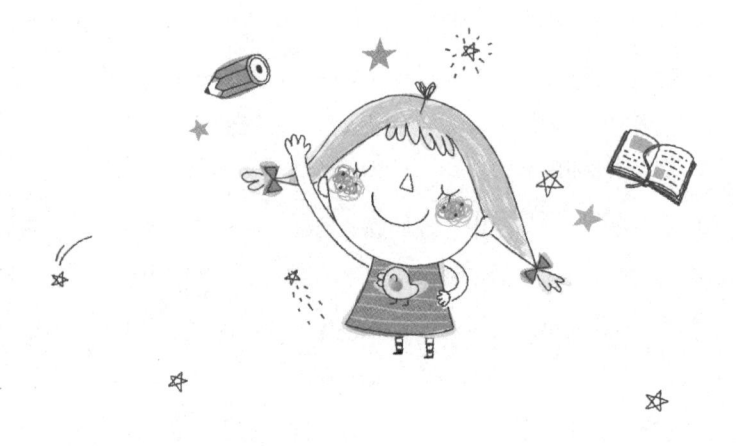

八、我至少坚持了一点
顺顺 六岁

今天我不想去练习古筝了,我的手都练出老趼来了。妈妈看了也很心疼,她吹了吹我的手,想缓解一下我的疼痛,可是好像不太管用。

"妈妈,我不想去练古筝了。"我说。

"顺顺,你以前不想练电子琴,现在不想练古筝,你怎么就不能坚持一点呢?"

"妈妈,谁说我没坚持了?"我抢答道,"我至少坚持了一点——'半途而废'!"

🌿 无心插柳学乐器

现在稍微有点条件的家庭，都会让孩子去学一门乐器，看周末兴趣班里熙熙攘攘的孩子、陪着孩子的家长就知道了。但到底为什么而学，说实在的，除了跟风，又有多少孩子是真的因为兴趣而学呢？

的确，学习一门乐器，能陶冶孩子的性情，培养对艺术的感知力，获得许多乐趣，但是在此过程中，又要付出多少时间和精力。不仅是孩子辛苦，而且还要搭上家长的耐心和毅力。有的家长的确是想将孩子培养成在音乐上有所造诣的人，这其中的艰辛自不必说；而有的家长是希望在孩子小升初时多一项资本；有的家长完全是因为别人的孩子学，自己的孩子不学有点不踏实。

什么样的动机，就会导致什么样的结果。顺顺在幼儿园的时候，曾经萌发过对电子琴的喜好，我陪她学过一期。教学的是一个老爷爷，他对电子琴本身的要求很高，而在此之前我们只是为了娱乐买了一台很普通的琴，因为音质达不到标准，老师将大多数时间花在那些有好琴的孩子身上。顺顺很受忽略，一个学期下来，没有学会什么，她便失去兴趣，原本我们的想法就是让她接触一下乐器，了解学什么都不是看起来那么容易的。于是，我也没有劝她坚持，本来就很尊重她个人喜好的我们，选择了半途而废。

幼儿园毕业会演的时候，顺顺看到同班的小朋友意驰表演了古筝演奏，穿着格格服，戴着格格帽，非常羡慕，又跟我要求学古筝。因为之前的经历，我事先就跟她约定，如果确实想学，我们可以报名，但是要想好，不能半途而废，她答应了。

在一段时间的基本训练后，顺顺发现并不是自己想象的那样可以弹曲子，而是在不断地进行基本指法练习，她又想打退堂鼓了。她的大拇指上磨出了老趼，每次缠胶带，让她幼嫩的手指脱皮变得粗糙，我也心疼不已。加之上小学后，作业也多了起来，她更没有时间练习。

有一天，她告诉我，老师中午来班上找同学去练琴，她故意装作到课桌底下找橡皮，好让老师不发现她，躲过了练琴。明知顺顺在以这样的方式抵触，可是如果又这样无疾而终，我很担心她将来重新开始学习一项新技能的持续性。

这样断断续续地又学了一阵，我们也没有对她有什么特别严格的练琴要求。只是有一次老师办了一场学生汇报演出，我们带她去看，看到同门师姐们可以弹得行云流水，她十分羡慕，我们趁势在暑假抓住机会让她参加了一次全国性的比赛。顺顺每天都在家练习，我们也煽风点火地鼓励她，虽然水平有限，但还是意外得到了银奖，这下她的兴趣大增，也主动愿意在亲朋好友面前露一手。

古筝就这样磕磕绊绊学下来了，在这个过程中，我们没有打骂，没有强求，顺爸甚至还略学一二，拜女为师，偶尔切磋，增加她的兴趣。支持我们坚持的目的或者期待很简单，将来女儿能有一个乐器方面的业余爱好，让她在将来的生活中遇到烦恼的时候、劳累的时候、无趣的时候也可以有一项工具舒展一下，缓解一下，自娱自乐一下。不像我们这一代，当初没有条件，也只知道死学习，缺乏很多人生的乐趣，至于能考几级的事，就先摆一边吧。万一练出点成绩，也算意外收获了。

其实，这个过程中，当我觉得自己比较残忍地让周六想睡个懒觉的女儿起床去上古筝课时，心里也比较纠结，也想过放弃。这时候，我遇到了一个非常优秀的同事晚星，晚星以优异的成绩毕业于国内一流医学院的八年制博士，受过良好教育，无论是学习成绩还是各方面能力都很强，深得导师欣赏，她的英语口语更是一级棒，在一些国际性会议中做到同声传译，成绩佼佼。医学博士毕业后，她直接受聘于美国一家医院。

有天，我很羡慕地向她请教怎样让女儿学好英语，可她并没有告诉我具体的方法，只是意味深长地说："找一个适当的机会，让孩子了解学习的乐趣。我的父母就是趁某年暑期让我参加了一个英语夏令营，开始我还很抵触，可是他们坚持，后来我发现这是我对英语产生兴趣的一个契机。更重要的是，感谢我的父母教会我要坚持，在人生中至少坚持一件事。在我遇到困难，几度要放弃的时候，他们一再地要求我坚持下来，甚至有些狠心，但我现在才发现，这些都成了我的财富。所以，你一定要在你觉得必要的时候，帮助你的女儿坚持。"

细节上的注意，行动上的坚持，都是从一些小事做起的。如果把学习一种乐器当成是锻炼耐心毅力的机会，从点点滴滴开始培养孩子坚持的态度，即使将来并未因此成名成家，在这个过程中培养出的坚韧态度和持久的恒心也算是另一种收获吧。

第四章

吾家有儿初长成

一、凡事有主见
顺顺 六岁

我爸是个千里眼,每次我吃了冰激凌,他都会看到。

天还不太热,我想吃冰激凌,只好求助妈妈,"妈妈妈妈,我想吃冰激凌了。"

可妈妈犹犹豫豫,"这个……我跟你爸爸商量商量吧!"

我真崩溃,"妈妈,你不是说凡事不能人云亦云,要有自己的主见吗?这点小事你有点自己的主见好不好,商量太没劲了吧?"

🌿 宝宝要入园了吗

过了暑假,又一批适龄的孩子要上幼儿园了。年轻的妈妈开始到处打听,幼儿园的条件、老师,别的孩子刚上幼儿园时是什么情景,会出什么状况,总担心自己的孩子无法适应,没着没落地心疼。

妈妈们的担心是一种分离焦虑,就好像断乳需要适应一样,这是孩子甚至大人成长的必经之路。

顺顺两岁四个月入托,虽然之前做过很多铺垫,包括带她到幼儿园门口看小朋友们早操,去上亲子班,在幼儿园里玩耍等,她也有了些心理准备,但突然来到陌生的环境,一天也没见到妈妈,她感觉被抛弃了一样,加上她是三月入托,属于插班生,十七个新生中,有那么两三个哭得特别厉害。顺顺也是又伤心又害怕。

我贴着顺顺的耳朵告诉她,"妈妈下午就来接你。"她还是扁扁嘴要哭。老师把她接过去,驱散了簇拥在门口的家长,我还是久久徘徊不忍离开,总是在门口听到她的哭声。我一天心神不宁,下午早早就去门口守候。幼儿园一开门,我就以百米冲刺的速度冲进去,两人就像久别重逢一样,看着顺顺眼上挂着泪痕,我也忍不住掉眼泪。

那时候,我恨不得去幼儿园当义工,只要让我看到女儿就行。有一次,顺顺上操时,我在旁偷看,被她发现了,她摇摇摆摆地越过草丛,走到围栏前,哽咽地招着手说:"妈妈,你带我回家吧!"老师批评我不要影响孩子上学。

顺顺不要去幼儿园,她哭着跟我们商量,我们没办法答应她,说:"好吧,晚上不去幼儿园。"她可不上当,哭着说:"顺顺白天也不去幼儿园。"但凡事贵在坚持,无论什么情况,我们都坚持送。我们的困难时期是一个月,过了几年,顺顺放假在家还会想念小朋友和老师,想念她的幼儿园,这些当时的困难经历也不算什么了。

该过去的一定会过去,该经历的还是要经历。

老师会告诉你,孩子在接送的时候哭,那是哭给家长看的,其他时候都没事,玩得好着呢。虽然这样,毕竟上幼儿园是孩子的一个重要经历,我们可以做以下准备。

心理:入园前多与孩子交流,在他快乐的时候提及此事,并且不经意地表扬某个他认识的朋友也是在这个幼儿园,已经学会很多技能和知识。如果成人在提及此事的时候充满了向往与期待,把这当做一件高兴的事,孩子也会不自觉地感染这种情绪。大人要告诉他上幼儿园很有趣,能认识很多朋友,能学会很多本领,让他潜意识里对入园有所期待。

了解:如果即将去的幼儿园有试听课,可以带孩子一起去参与,让他切身体会幼儿园的生活,借此了解一下一天的生活。在幼儿园放学时,带他去参观幼儿园的手工展览,看看活动区里许多小朋友一起玩耍的情景,但是不要玩太久,告诉他如果上了幼儿园,就可以天天来这里玩了,让他有一个延迟满足的过程。

熟悉:如果同一个班级里有孩子早就认识的朋友,这对他坚持去上学有很大的帮助。顺顺情绪反复的时候,我会告诉他,"你的好朋友宝宝今天去了,他一定等着你去跟他玩呢。"孩子也就会因为小伙伴的需要而去了。如果没有,最好在入园后也结交一两个同班的伙伴,有助于家长之间的交流。

准备：一般的幼儿园都会有统一的被褥和书包，如果没有，要提前准备，幼儿园的床尺寸都是统一的，可以事先定做相应的褥子。准备一双拖鞋、一套衣裤和两套内衣裤以便换洗，放在书包里。这些衣物、鞋和书包上都要写上名字（用记号笔写不容易掉色，枕头、被子上的名字可以绣上），因为入园孩子多了，写上名字方便老师很快找到，换洗后也不容易混淆。幼儿园一般允许新入园的孩子带上一两件喜欢的玩具，能增加安全感。

适应：家里的作息时间比较自由，在入园前两三个月可以慢慢调整孩子的生活作息，一般是早上七点半入园，八点早餐，十点加餐（喝牛奶等），十一点半中餐，十二点午睡，两点起床，吃点心或水果，户外活动，四点半晚餐，五点离园。在入园两三个月前，逐渐将孩子的作息习惯调整到与幼儿园一致，至于训练独自入睡、独立进食和如厕，模拟幼儿园的上课，让孩子能清楚表达自己的喝水、不舒服或如厕等需要，这些都可以当成一种在家的游戏，像"过家家"一样来完成，渐渐渗透到孩子的生活中，这样他就会比较容易适应。

坚持：需要注意的是，孩子刚入园，一定要让他多饮水，因为多数孩子会因哭闹上火而需要补水，孩子也会因此而闹些小毛病，只要不严重，还是按时送他去，带上一天的药，在上面标明吃药时间，老师会按时让他服药。

不要让孩子以为幼儿园是可去可不去的，只要哭闹耍赖就可以不去，那再劝他就要更花费精力。这样的例子在我身边就有很多，孩子不愿去幼儿园，只要去就生病，接回家就好了；只要看到去幼儿园必经的那座小桥，就赖地不走，家人无功而返，孩子得逞了，就会总是想办法达成目的。家长只要坚持送，让孩子与班上的同学和老师熟悉后，形成他自己的玩伴圈子，有他自己的好朋友，他就不会那么抗拒了。

关注： 待孩子从幼儿园回来，家长应表示出对他一天生活的极大兴趣，通过具体的提问来了解他的生活，不要简单地问"你怎么样"或者"今天开心吗"这样笼统的问题，而是问"在幼儿园跟小朋友玩什么了""今天吃的是什么""老师教唱歌了吗"。如果孩子不愿说，你也不要勉强，你可以在家里玩假扮老师上课的游戏，让孩子来当老师，或者你当老师让他教你应该怎么做，从角色扮演中收集孩子在幼儿园的信息。接送的时候，抽时间与老师沟通一下，及时了解孩子在园里的表现，反馈孩子回家的情况。

年龄： 我觉得孩子三岁左右上幼儿园最好，这时候说什么都懂，也有了一定的自理能力，更容易适应。有些家长在跟班还是插班上伤脑筋，我觉得还是跟班，这样孩子有一个连续性，也方便家长之间的交流与沟通。大家起步都一样，虽然一起哭起来有点影响，但是很快能建立友谊，如果是插班，则需要一段时间的自我适应，因为别的孩子已经认识，自己的孩子则显得比较孤立。刚入园的孩子不建议整托，三岁以前是建立亲子关系的关键时期，这时候形成与父母的亲子依恋关系有利于孩子的成长。

虽然做足了准备，也难保孩子顺顺利利地完成这"第二次断乳"，反抗哭闹不是必然而是自然，孩子入园肯定有个过程，情绪上甚至还会反复。作为家长，一定要区分开自己和孩子的情绪，接受这个必然过程，接受孩子迟早要迈入社会、迟早要离开你独立这个现实，就能坦然一点了。

二、这种问题难不倒小孩
顺顺 三岁

别看你是大人，我才三岁，有些事情你也答不上来。

1.吃糖果：家里的糖果没有销路，爸爸牙不好，妈妈要减肥，爸爸妈妈都不感兴趣，如果我再不卖力，农民伯伯种点糖多不容易，不吃那不是浪费吗？

2.尿床：我说过N次了，不是我尿的，都是那个叫"小懒虫"的虫子尿的，不要诬陷我噢！

3.面包车：你是大人又怎样？你不知道面包车为什么叫面包车吧，还是让我告诉你，吃垃圾的车叫垃圾车，吃面包的车叫面包车，记住了吧，下次考你。

4.猜谜：告诉你个秘密，千万别告诉别人，猜不出什么动物的时候一概答"怪兽"就对了。

5.妈妈接：妈妈上班没有时间来幼儿园接我，就让奶奶来接。今天终于让我想到一个好办法：就是让奶奶去上妈妈的班，这样妈妈就能来接我了。

6．大人不该打小孩：这都不用我说，电视里正教育你们呢，《大长今》唱的不就是"不打了，不打了，不许打了……"

7．表扬爸爸：爸爸在我的粥里一边加糖一边搅拌的时候，是他最能干的时候，我通常在这个时候表扬他，爸爸手真巧，比大象鼻子还能干。他听了很受用，就会继续加糖。

8．我应该当爸爸：爸爸连"奥特曼"和"蓝猫"都分不清楚，就他这样还当爸爸呢，干脆让我当得了。

9．赖床的理由：为什么我老是在被妈妈拉起之后又出溜下去？你见过"不倒翁"吗？告诉你吧，我就是"倒翁"！

10．什么时候白天晚上会突然转变？这道题很难吧，就是在看电影的时候——进场时还是白天呢，开始时就变成晚上了，等到看完时，又变白天了。

这么多问题都是我教你们，最后我能不能问你们大人一个问题呢，这个问题自从过完元宵节我就一直在琢磨——过完了元宵节，到底什么时候过糖三角节，什么时候过豆沙包节呢？你们能回答我吗？

❧ 十万个为什么

好奇是发展的原动力。在科学史上，许多重大的发明发现都与科学家小时候好奇心强密切相关。瓦特对水沸腾好奇，发明了蒸汽机；牛顿对苹果落下好奇，发现了万有引力。

愿意思考、喜欢探索是孩子的一种天性，每个健康的孩子都会这么做的。然而，对许多家长来说，孩子的问题却是烦恼的源头，他们的提问五花八门千奇百怪，让人防不胜防，在让家长尴尬的同时也促使着他们不断地学习进步。

寒假玩High了，刚开学的顺顺，还没有完全从自由散漫的寒假生活中调整好"时差"，对于又一轮新开始的早六（起）晚十（睡）的紧张作息，颇有些犯蔫儿。

"妈妈，你说做作业能回报社会吗？"面对日益加重的作业，顺顺认真地问我。第一次问，我还没有想好，只简单地回答了"当然能"。她悻悻地走了。

第二次又问，我也没有想好，答她："反正不学习是肯定回报不了社会的。"她似懂非懂地走了。

第三次再问，我正在厨房做饭。没想到她会问三次，看来这么大的孩子真的不能敷衍。

如果我问顺顺同一个问题超过三次，她会反诘，"你一问三不知呀？"

如果顺顺问我同一个问题超过三次,她则会说:"你无所不知啊!(她还未分清"一无所知"和"无所不知")"

趁她还没有发难之前,我赶紧采取缓兵之计,顺手端起一个单把炒菜锅,说:"学习是否能回报社会我也说不准,但是如果你学了杠杆原理,长大后就可以帮妈妈想出一个如何端锅能省力的办法,如果你不学杠杆原理,只会爬杆,恐怕端单把锅的时候会闪到手腕;如果你学过立体几何,就能教教妈妈如何把一块圆萝卜切出三角形片、菱形片,而不会像我一样切得毫无章法,切得奇形怪状而影响了厨艺……"看我这么信口开河地扯远了,顺顺似乎也没有反驳,先不管是否能回报社会,看来学习至少还是可以帮助妈妈的,这次的回答比较满意,顺顺乐呵呵地走了。

面对这个每天背着重达十斤书包的小学生,这个披星戴月睡眼蒙眬的小人儿,面对"素质教育"和"应试教育"的双节棍,面对厚厚的作业与试卷,我无法简单地向她解释学习是否可以回报社会这个沉重的问题,我不能解释毕业有可能面临失业,大学名额也可能被顶替,好工作可能要拼关系,整容的美貌说不定就是个敲门锤,女博士也没准变成了剩女……我只是想,学习至少能让她博古通今,武装自己的头脑,变得更加坚强、乐观,知进知退,勇于面对、适应、变通、接纳或者放弃,以此来丰富并回报她自己的人生。

"鼻子两边怎么也有腹沟?""为什么我们不可以买辆警车?""为什么只能'站有站相,坐有坐相',不可以'蹲有蹲相,趴有趴相'呢?"……这个小人儿真的秒杀了我不少脑细胞,当父母的不准备当"十万个为什么",也得是本"百科全书",育儿路漫漫其修远兮,为人父母者当上下而求索。

在育儿的过程中,如果我们用全部的"爱心"倾注和关注孩子,而不是敷衍应付,如果我们能把回答问题的时机,变成与他们沟通的桥梁,变成他们成长的阶梯和探索兴趣的线索,那么"爱"就是一个法宝,能够在面临孩子的发问时,以不变应百变,幻化出无穷的答案。

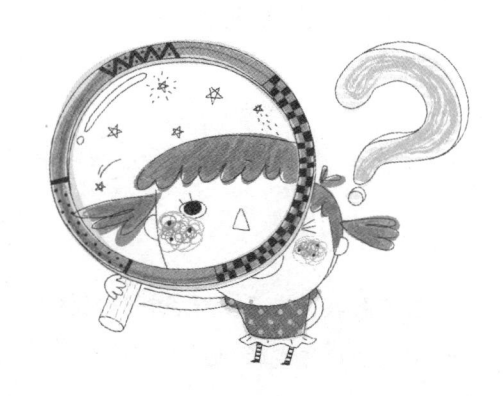

三、想办法回大床
顺顺 两岁

你要是小孩就能理解我,我喜欢跟爸爸妈妈挤大床,不喜欢自己睡小床。可是他们说要锻炼我的独立性,非要让我睡小床。

我想了个办法,我把小床尿湿了,以为这下可以睡大床了,可是,妈妈总有那么多床单换。我又想了一个办法,假装在大床上睡着了,可妈妈还是偷偷把我抱回小床去了。

有一天,爷爷坐出租车时吐了,妈妈说是晕车,因为空气不好。今天该睡觉时,我也告诉妈妈我想吐。果然,妈妈十分紧张地过来问我:"宝贝怎么了,哪里不舒服?"

"妈妈,我晕小床,还是大床空气比较好……"我说。

❋ 说说孩子分床睡

孩子与成人分床而眠，是迟早的事，也是令很多家长头疼的问题。顺顺两岁半就与我们分床了，而且还挺顺利的。因为一直租房和搬家的原因，顺顺没有自己的小床，和我们打地铺睡了一年多，当她上幼儿园的同时，我们希望一切有个新的开始，有一些改变。

我在网上和顺顺一起选择了一款她喜欢的小床，床送来后她又在旁边"参与"了安装。床安好后，她兴奋地爬上爬下，晚上迫不及待就自己爬上去睡了。开始，她的小床挨着我们的大床，没过几天，她感觉有点上当，又开始往大床上爬去。于是，有相当长一段时期，我都是趴在她小床边给她讲故事，她睡觉我就拉着她的手，或者拍着她。当她身体不舒服或者害怕的时候，仍然不愿回小床睡。

两年过去了，她已经形成了习惯，完全忘记了当初的"磨砺"，而认为大人睡大床，小孩子睡小床是天经地义的事。我们也松了一口气，认为实现了和平演变。然而，四岁半的她又开始时常来挤大床了，并且赖着不走。搂着我的脖子，小小的身子缠在我身上，虽然在理性上是要求她回小床睡的，可是在感性上我还是很受用搂着小小身体的感觉。胖乎乎的胳膊结实的小腿，那么黏糊地贴着我的脸，真是好温馨噢。有时等她安心地睡着了，我才把她抱回小床去。

在和一些朋友交流的时候，他们也有同样的问题。准父母在期待Baby出世前，都会爱心爆棚地准备一张美丽温馨的小床，憧憬着宝贝自己睡在里面的乖乖样。可是，他们很快就被宝贝夜间吃奶、换尿片、哭闹、蹬被子等种种状况打败了，宝贝又重新睡到自己身边，小床渐渐堆满了杂物，而爸爸们也逐渐被隔离到小房间或书房里去。当宝贝占领了大床后，很少有自觉回到小床独自睡的觉悟。

专家强调，孩子三岁前要和父母睡，三至五岁要"同床异被"，七岁左右要"同屋异床"，八至九岁就要"一家两屋"，如果该分不分，就会造成孩子过度恋父恋母。欧美的孩子独立性较强与从小就分室而居有关。

如果说三岁以前分床，能培育孩子的独立能力，而四至五岁正是孩子最依恋父母的时期，越大越难分。所以，父母一定要早早做好打算，慢慢给孩子灌输一些分床的意识，让他有足够的思想准备或期待。有条件就给他布置一间儿童房，让他选择家具色彩，参与设计布置，这样，孩子就会有兴趣，经常换换摆设也让他有新鲜感。刚开始分的时候，父母要多陪陪他，拍拍他给他足够的抚慰，这肯定不是一蹴而就的事情，我的经验是一个美好的开始很重要，以后再反复就有点费劲了。父母决定了就要坚持，坚持的同时也要有足够的耐心去等待、陪伴他们。

睡前给他们讲故事，但到点就要关灯睡觉。有一本书叫《吃掉黑暗的怪兽》，对于怕黑的小孩子来说很有意思，讲的是一只小怪兽将人间所有的黑暗都吃掉了，让地球变得光亮刺眼，因为没有了黑暗，猫头鹰不会醒来，睡到从树上掉下来，萤火虫根本懒得出门，猫咪的眼睛失去了光彩，因为刺眼，刺猬老是撞到一起，狐狸没头没脑地扑向大石头，本来应该倒挂着的蝙蝠，竟然直挺挺地站在树上，反正自然界里的生物都没有了规律，连小朋友也因为太亮而睡不着觉，于是，黑暗又从怪兽的身体里溜回到了身边。很有趣的读本，让孩子不再怕黑。

当孩子确实需要你的时候，我们也不必拘泥刻板。当他们觉得不安，情绪不稳定，做噩梦，黏着你撒娇的时候，他就是渴望亲情关系，家长也有偶尔开放大床抚慰孩子的责任。在这个不断适应的过程中，你一定会体验到被孩子需要的、抚育他的快乐。

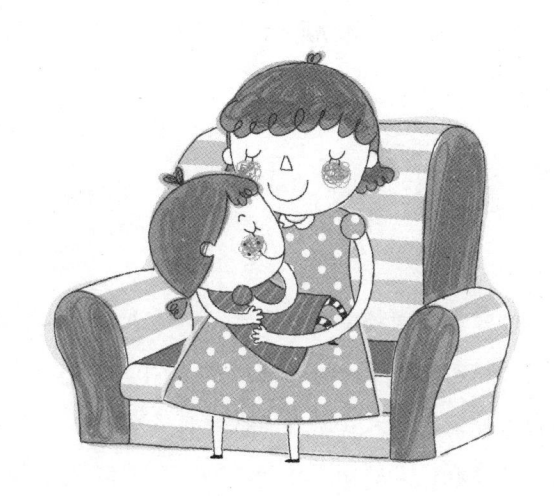

四、水不能喝太多
顺顺 六岁

妈妈成天叮嘱我在学校要多喝点水,多喝点水,她不知道水喝多了要上厕所,课间我还有时间玩吗?

真不明白为什么,今天在家外婆也让我多喝点水,并且把水杯端到我眼前,告诉我,"顺顺,你知道吗,人是由水组成的,人体百分之七十都是水,快喝吧!"

"百分之七十的水岂不是淹到脖子了?我要是再喝的话,都得漫出来吧!"这水可真不能多喝,我想。

❀ 反抗期悄悄来临

"七八岁，狗都嫌。"民间流传着这样的说法，昭示着刚上小学的孩子，淘气叛逆的样子让人厌烦，即使是小时候乖乖的孩子也开始顶嘴争吵，说东打西，样样事反着来，让人伤透脑筋。家长的烦恼是，孩子将来长大了可怎么管教。

顺顺也有过这样的时期，让她喝牛奶吃鸡蛋，她一样也不乐意，一开始我发现她不那么好商量了，不听话还有她的歪理由。

其实，这正是孩子自我意识的觉醒，如果没有这个阶段，或者被压制了，搞不好以后连"我是谁"这个问题都无法回答。所以，我索性由她去，她再顶嘴什么的我也不反驳、不言语，只要不涉及原则性的问题，就由她自由去了。

这样一来，她反而觉得没意思了，牛奶就放在那里，不叫她喝她也有主动想喝的时候，作业是肯定要做的，否则老师那里说不过去，煮鸡蛋仍是不吃，不吃就不吃吧。我们再想办法蒸鸡蛋，煎鸡蛋，炒鸡蛋……

孩子在成长过程中是要经历三个反抗期，也就是他们的"自发性成长"过程。大家熟悉的是十三四岁的青春期反抗，它的特点是敏感、渴望独立、自作主张、拒绝劝告。

在这之前，孩子还要经历两个反抗期。

第一个反抗期是在孩子两三岁时，这个年龄的孩子开始有了自我意识，分清什么是"你的""我的"，有点小脾气了，这就开始了他的"自发性成长"阶段。他开始试着自己用勺子吃饭，不让你喂他，即使把饭菜挑得到处都是，洒的比吃的多，还是乐此不疲。你让他去尿尿，他明明是憋不住了，可就是不去。你要帮他穿衣服、系鞋带，他就是不要你帮忙，笨拙地自己扭来扭去不得要领，可他就是要自己来做。如果家长在这个阶段非要事必躬亲、越俎代庖，那么等到孩子上小学的时候，就会疑问孩子为什么没有自信心了。

第二个反抗期就是七八岁刚上学时，男孩子调皮捣蛋，女孩子有了自己的小心眼。他们开始不那么把父母的话当一回事了，他们不再一味顺从，很快有了自己的主意，并且开始挑父母的刺，说妈妈不够温柔、脾气暴躁，甚至于更小一点的时候，他们就会留心父母语言中的自相矛盾，而把之定位于"欺骗"他们、说谎话。这时候的父母，就要给孩子一点空间，用心呵护、自我反省，而不能以权压人、以暴制暴。

家长要正视每个孩子都会经历的"自发性成长"过程，无视这个过程，就会影响孩子发展正常的人格和完善的性格，如果前两个反抗期受到压制，无疑会使第三个反抗期来得更猛烈些。

我们承认，自己也不尽完美，如果我们给自己勉强能打八十分，那么，试想一下，如果孩子完全"听话"，那么，他们顶多也就是打八十分，又怎么能够超越我们得到更高的分数呢？所以，当反抗期来临的时候，我们不要惊慌，也不必烦恼，相反，我们要积极地期待，欢迎这个过程，因为孩子有了自我意识，有了自我觉醒，有了与父母不同的思维方式，就有了想超越父母的开端。

这个阶段对为人父母的我们来说，也不啻于一个挑战，当你这样想并为之去学习的时候，以一个平等的姿态去理解他们、与他们沟通的时候，孩子面对这样的家长，也不会觉得反抗有什么意思了，自然而然就会缩短这一过程。

　　承认孩子是个有独立思想的人，容许他发脾气，理解他的叛逆，等待他的成长，站在和他平等的立场上去检视自己的不足，接受他对你的正确批评，以一颗宽容的心无条件地去爱他们，这不就是我们要做的吗？

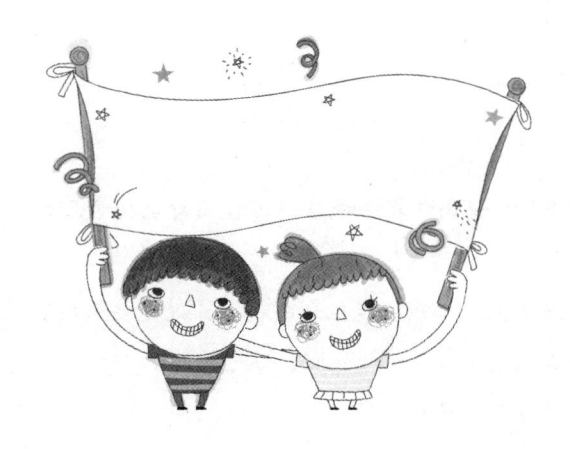

五、凡事好商量
顺顺 六岁

1.临睡前,妈妈让我去尿尿,可我正看电视带劲呢,不想去,就说没尿。

妈妈三下五除二地把我揪到马桶上,说是要跟我的屁屁商量一下。她蹲在我面前说:"快尿吧,嘘——"

果然就尿了。屁屁真听话。

2.早上起来,我打了好几个喷嚏。妈妈关心地问我:"顺顺,你是不是感冒了啊?"

"没有啊。"我说,"但是我的鼻子和喉咙串通好了一起痒,像商量好了似的。"

有时候,鼻子想打喷嚏,嘴不想打,那种感觉更难受。如果鼻子和嘴吵起来了,谁也不让谁,那我可怎么办啊?

妈妈笑着说:"那你跟鼻子和嘴商量一下,让它们统一意见,一起打,但不要打那么多喷嚏。"

"那好吧。"我让鼻子和嘴商量了一会儿,喷嚏倒是不打了,扁桃体发炎了。

父母与孩子的沟通，如果建立在平等关爱的基础上，就容易得到孩子的信任，如果以家长制作风，权威压制，则适得其反，难以取得沟通的效果。

有些父母苦于缺乏与孩子沟通的方式与技巧，互相不理解，造成不和谐的家庭氛围。家长允许青春期的孩子拥有独立的空间，有自己的小秘密，自我意识的发展与延伸，并不妨碍畅通的亲子关系。如果由于缺乏沟通而引起家庭冷漠、误会与不和谐，则表示沟通中出现了问题。家庭沟通方式、习惯与氛围，应该从孩子三岁以前能交流的时候就注意培养。

女儿曾经对我说过这样一句话："你是我，还是我是我？"让我的触动很大。这句话提醒了我不要主观臆测，用自己的想法去替代孩子的。在漫长的育儿过程中，我们有时候会不免失去了耐心，忘记了孩子也是一个独立的人，而以己之见去判断或控制他们的想法，替代他们的决定。

替代孩子的思想，就意味着替代承担他的问题，阻碍他的成长。

顺顺在朋友圈里是个好商量的人，她从小就十分讲道理，不蛮横也不强词夺理，一度我曾以为这是"胆小""没有主见"的表现。后来，事实证明，她有主意，但也听从别人的建议。我们希望她将来拥有胸有成竹但不主观臆断、虚怀若谷但不言听计从的气质。

顺顺一岁多的那年冬天，爷爷买了个六斤六两的大西瓜，顺顺特别想吃，可是天寒地冻，虽然屋里有暖气，但我还是有些顾虑，就跟她商量，说顺顺你要是能把西瓜抱起来就让你吃。她二话不说呀的一声攒劲抱起西瓜来，挣得脸红脖子粗的，连腿都打弯了。一家人笑翻。我们没想到她能抱起这么重的西瓜，但既然答应了她，就允许她吃了。我觉得成人言而有信，孩子才会学着讲信用。

顺顺不到两岁的时候，我们因为装修房子，送她去老家上幼儿园，打算等我们在北京发展稳定了再接她回来。在老家的爷爷先陪她去上两天幼儿园，那时她是班上最小的孩子。过了两天，老师同她商量，爷爷不来陪行不行，她说可以，但是爷爷要早点来接，她也没哭。爷爷跟她商量，爸爸妈妈回北京上班，你就在老家上幼儿园好不好？她开始答应了，后来每天都在电话中跟我们商量，"爸爸妈妈，你们装修完房子来接我好不好？顺顺想妈妈。"我们权衡再三，还是决定把顺顺接回北京，再苦再难都自己带。

顺顺小时候，夏天穿着开裆裤，刚尿完擦干净就爬到爸爸腿上坐。她偷偷跟我商量，"妈妈，我们不告诉爸爸好不好？"我说："好，但你别让他发现。"于是，顺顺就悄悄走过去，一屁股坐在爸爸腿上，顺势把他的头掰到一边，说："别发现，别发现。"把我笑坏了。

打防疫针，有的孩子去之前开开心心，又笑又唱，顺顺却心事重重，我们事先告诉她要去打防疫针，她显得有些害怕，快打时还是哭了。打完针，她自己就说没事了，跑去跟护士阿姨商量，"顺顺打针乖，再给顺顺一颗糖丸好不好？"反而把护士阿姨逗笑了，护士阿姨告诉她，"糖丸打针前吃过了，那是药，哪能随便吃呀。你打针勇敢，让妈妈奖励你一颗糖吧！"顺顺便开心地回来告诉我，"妈妈，阿姨说你可以奖励我一颗糖。"我跟她商量，"妈妈没带，回家再补奖励行吗？"她愉快地答应了。

有一天，我和一个久别的朋友在KFC聊天吃饭，聊得太起劲了，顺顺就在我们眼皮底下从滑梯滑下来时，磕破了下嘴唇，出了血。我们赶紧安慰她，说："你不哭，伤口就没那么疼了，我们想办法止住好不好？"她就点头不哭，我们用冰块给她捂了一下，还破例给她吃了一块冰。她想道虽然受了伤，但是意外吃到了冰块，破涕为笑。

顺顺三岁时，幼儿园老师来家访，说她在园里很懂道理，老师一说就明白，还能记得住，属于那种不太让老师操心的。想起我们刚上幼儿园时也奋斗了一番，后来发现跟她商量如果周一至周五上幼儿园表现好，周末就带她去玩，问她"爸爸有没有天天哭着不去上班"。她想想有道理，也就不闹了，基本上每天去都开开心心。

想一想，我们经常在家说话的方式都是商量的口气，从她听懂话开始，我们就以"有没有""好不好""行不行"的方式交流。顺顺也学会了这样的表达方式，有时我们说服她，有时她说服我们，全在于一个"理"。如果我们双方都有自己的立场，也会采用"石头剪刀布"的方式愿赌服输。总的来说，凡事尊重事实讲道理，孩子也能逐渐认同这种沟通模式，变成好商量、讲道理、懂事的乖孩子。

为此，根据科学的研究，跟大家分享一下家庭沟通要讲究的技巧。

1.父母要做一个好的听众，有足够的耐心让孩子把话说完，并注重他的想法和话外音。

2.父母要掌握一定的交谈技术，如正话反说、讲故事、说笑话等方式，诱导孩子说出心里话，引入沟通主题。

3.要减轻孩子倾诉的压力，不要尽问一些严肃的话题，多关心孩子的日常生活，如他遇到的烦恼，以帮助他、陪伴他为目的，而不是满足家长的好奇心。

4.父母要有容纳的精神，当孩子说了一些让父母生气的话，观念与父母的期待相背离时，父母也应该全盘接纳，而不是当面指责或否定，应以理解的精神、宽容的态度，倡导孩子在家里畅所欲言，毫不避讳地说出自己真实的想法。

5.在适当的时候，与孩子沟通一下自己的想法和建议，分析利弊，但并不是强求他全部接受，而是让他自己做决定。

6.当孩子有些事真的不想说时，也不要一直逼问或偷偷打听，以免引起孩子的反感，尊重他并给他一定的空间，也许会更加拉近同他的距离。

7.家长要诚实守信。

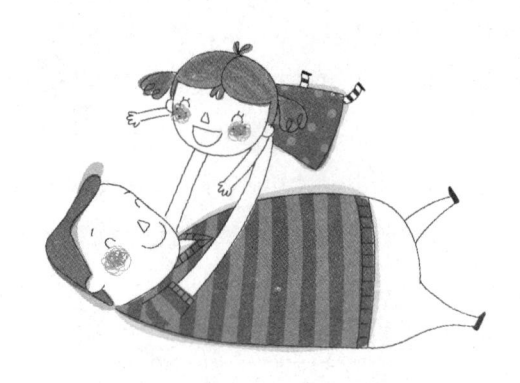

六、关于鱼
顺顺 四岁

1.关于鱼,我一直有个疑问:鱼身上有那么多刺,它自己不被自己扎吗?

2.妈妈以为我是怕被刺卡住才喜欢吃鱼头,其实这只是一个原因。另外还有一个原因,我想,鱼被人吃了一定会很生气,如果我把它的脑子吃了,它就不记得是谁吃的,这样,它也就不会生气了。

哪些地方不能碰

年轻的父母也许都会遇到这样的问题，不知道应该从什么时候开始，跟孩子分享性教育。有的觉得难以启齿，有的认为太早说孩子也听不懂，有的觉得孩子长大后自然会明白，同时也烦恼于拿捏不了说时深浅的尺度。总之，尴尬而不知所措。

对此，有专家认为，性教育必须从家里起步，从孩子年幼时开始。当孩子步入青少年时，不知道如何面对性的困扰与诱惑，这是因为父母没从孩子小时候开始灌输性教育。

我曾经看过一台儿童节目，拍摄了幼儿园里上课的一幕：老师在黑板上分别贴了一个"女孩"和一个"男孩"的大挂画，让小朋友们用红纸在上面贴一贴，男孩女孩身上有哪些地方不能碰。

小朋友们陆续走上讲台，分别在这个"男孩""女孩"身上贴上了不能碰的地方。他们有的贴在脸颊上，有的贴在眉毛上，有的贴在耳朵上，有的贴在胳膊上，有的贴在膝盖上，有的贴在头上，不一而足。

主持人说："通过这个游戏，发现幼儿园中班的小朋友们，并不知道自己身体的哪些部分不能被别人任意接触，有的知道但并不完全，他们还没有这方面的自我保护意识。"

看了这个节目，我也去问当时六岁的顺顺："你知道身体的哪些地方不能碰吗？"她想了想，说是眼睛、手、头和屁股。我那个汗，估计她理解成了哪些地方不能打了吧！

我只好拾起童话书,重新给她讲。故事说的是一个小朋友独自在外面玩的时候,刚开始遇到一只大灰狼,它想要摸那个小姑娘的花裙子。红袋鼠在一旁看见了,连忙说:"不能摸,不能摸。"提醒那个小女孩不要让人家摸她的身体。

小女孩继续往前走,又遇到了一只伪装成大叔的狐狸,狐狸夸赞小姑娘的花裙子漂亮,想趁着小女孩不注意的时候将手伸到她的花裙子里。红袋鼠在旁边看见了,大声说道:"不能摸,不能摸。"又在提醒那个小女孩不要让坏人靠近她的身体。

借说故事之机,我趁机跟顺顺复习了一遍以前就教过她的,哪些地方除了自己、爸爸妈妈和医生,谁都不能碰。并告诉她如何保护自己的身体,即使是至亲的人,如果觉得被对方触摸得过分而不舒服,也应该马上阻止或拒绝,而不是默默地承受一切不快。

孩子的世界很简单,幼儿园的小孩子甚至连男孩女孩有什么区别也分不清,顺顺刚上幼儿园时,男孩女孩都在一个教室里如厕,甚至一起小便时,你看着我我看着你,也不觉得有什么。我曾经问过她怎么区分男孩女孩,她说通过头发的长短来判断。

年幼的孩子思维简单,缺乏性知识,使他们没有自我保护的能力,容易受到猥亵者的侵犯。懵懂的小孩子,即使是在受到侵犯后也未必能及时觉察,或者因为害怕惊慌,加上粗心的家长,而使侵犯者逍遥法外。新闻媒体中相关的报道时有耳闻。

作为家长,如果能做到未雨绸缪,防患于未然,让自己的孩子掌握防范和自保的知识与技能,则能增强孩子的防范能力。

三岁以上的幼儿已经具备强烈的自我意识,知道区分什么是"我的""你的",对他们进行一些引导和教育是十分必要的,防止性侵害,男孩女孩都一样,应该有这方面的防范意识和自我保护能力。

知识能起到保护孩子的作用,如果父母在这个话题上保持沉默,避讳不谈或者自己本身不具备正确的性观念,导致孩子觉得"性"是肮脏或羞耻的事情,就会让孩子即使有困难也不会说,一个无知、未受过性教育的孩子是不安全的。

选择一个合适的时机,比如妈妈在给孩子洗澡的时候,或者玩布娃娃的时候,与孩子讨论身体的哪些部位是除了父母、医生以外的人都不能碰的,身体是属于自己的,身体的某些一定要由衣服覆盖的部位是不允许别人看的,也不许触摸。我们有拒绝亲吻、触摸的权力。

家长一定要告诉孩子,如果受到了侵犯,第一时间要告诉家长或监护人。如果当时周围无人,要明确告诉对方自己不愿意,并沉着冷静寻求离开的机会,有人的地方要大声呼救和求助,或者往人多的地方跑,向人求助要有明确的指向性。比如抱住特定的某个人请求他的帮助。

有一首名为《小熊好宝宝》的童谣非常有意思,可以教给年幼的孩子。

小熊小熊好宝宝,
背心裤衩都穿好。
里面不许别人摸,
男孩女孩都知道。

七、胃疼不影响生活
顺顺 六岁

某日,我胃有些不舒服,躺在沙发上看电视。

妈妈递给我一个热水袋,心疼地对我说:"顺顺,别看了,你要是胃不舒服就早点休息吧!"

我有气无力地回答:"没关系,不用担心,胃的确是不舒服,但眼睛没问题。"

❧ 六岁男孩的性教育

朋友王英是个六岁男孩的母亲，最近她发现儿子喜欢伏着睡，而且喜欢摸她和姥姥的胸部。有时，他早上发现妈妈在换衣服就跑过来看。王英告诉儿子这是妈妈的隐私，不能随便看的，但还是不行。她不知道该怎么办。

王英的家庭是单亲家庭，儿子与妈妈和姥姥生活在一起，父亲角色的缺失，使得对男孩的早期性教育显得有些尴尬。但是不可否认，越来越多的父母开始重视儿童的早期性教育，而不再遮遮掩掩、欲说还休。这也是时代的进步。

孩子开始关注异性及自己的生殖器官，说明孩子长大了，对于他来说，这也是一种探索自己、探索快乐的方法。

妈妈注意到六岁的儿子目前的一些表现，说明她是个有心的妈妈，这个年龄的孩子，特别是男孩子应该与妈妈分房分床，培养独立的能力了！如果仍和妈妈在一起睡，则增大了孩子和母亲身体接触的几率。

心理学家弗洛伊德的观点是，儿童从三岁起性器官就开始感受到快感了。另一位心理学家马丁森也认为，大多数儿童爱抚摸母亲的乳房，有些儿童爱俯卧使生殖器受到一定的压迫，喜欢夹枕头或被子睡觉，这都说明儿童有一定的性感觉。

儿童在抚摸母亲乳房或俯卧时感到一种惬意，这种自慰的行为所产生的快感，来自皮肤黏膜的摩擦。孩子的这种行为很少伴有幻想，只不过是一种单纯的抚弄或摩擦性器官的行为，不必把这种行为看成是成人的自慰，这并不是深层的心理问题。

发生这种现象的原因，可能有生理和家庭指导的原因。

生理上有时是由于局部的疾病，如湿疹、包茎、蛲虫病等引起的局部瘙痒引起，如果发现孩子经常挠抓，家长应带孩子去医院检查，避免孩子因此养成习惯。家长要注意养成孩子良好的卫生习惯，经常给孩子清洗生殖器，保持清洁和干燥。家长还要教育孩子平时穿戴不要太多太热，不要穿太紧太小的裤子。

排除了生理原因，成人也不用大惊小怪，不分场合地当着家人的面渲染指责。如果大人给予极大的关注，形成一种负面强化，无形中会给孩子施加压力，对这种行为产生罪恶感和神秘感，引起情绪紧张，甚至适得其反，强化了这种行为。

如果跟孩子说不能看妈妈的乳房，这是隐私，他并不能理解，因为小时候母乳喂养的记忆或看别的婴儿吃奶的印象，让他在抚摩的时候仍然会唤起安全和依恋的感觉。

可以试着不用呵斥或责骂的方式强化这种负面行为，而是尽量用其他事转移他的注意力。例如以轻松的口气要求孩子去做某件事情，或者让他出去玩一会儿。家里的女性在换衣时尽量避开孩子，锁门或到另一间屋子去。如果你在行为上把此当隐私一样重视，而不仅是言语上，就一定有办法不给孩子看的机会，注意要做得自然，并形成习惯。这样，就会让他明白男女是有差异的。如果家长仅仅指望孩子自制，而忽略自己的行为，会使年幼的孩子感到迷惑和好奇。

白天不要总是把孩子关在家里，带他出去运动一下，晚上该睡觉时就马上安静上床睡觉，如果白天孩子的精力能得到足够的宣泄，晚上自然会很快入睡。

假如孩子在家里的精神压力太大，也会无意识地通过自慰来排除压力，所以父母对孩子要无条件地关爱，经常表扬他好的行为，不要总指责。

有位家长烦恼自己的女儿十几岁了仍不知羞耻，洗澡总让父亲进去递这递那，通过了解，她母亲平时洗澡的时候就是这样做的，女儿自然效仿，认为这种行为是很正常的。所以说，大人的行为和态度会潜移默化地影响孩子，身教胜于言教。

当孩子对性问题进行自我探究的时候，家长应通过合理的解释，正确地回答孩子提出的有关问题。有的家长对孩子提问"我是怎样来的""我是由哪儿生的"之类的问题时，一骗二打三恐吓，这就使孩子少了对父母的信任和尊重，在性问题上容易说谎，产生神秘感。正确的做法是不主动去问，不主动去讲，但有问必答，不说谎，根据孩子的理解能力，用孩子的语言简略真实地回答，比如告诉孩子"你是我生的，所有的孩子都是妈妈生的"。

在写这篇文章时，九岁的顺顺已经对自己怎么来的这个问题不感兴趣了，而是突然对"双胞胎"的现象发生了兴趣。顺爸灵机一动，瞬间发表了让我望尘莫及的"拉链理论"。

"人体内每个细胞都有二十三对染色体，就好像二十三条拉链，其中二十二条拉链是灰色的，只有一条是彩色的。这条彩色的拉链就决定了男女的性别。而那些灰色的则会决定其他的一些特征，比如身高、肤色、长相、头发颜色等。

"爸爸和妈妈身体内那条决定性别的彩色拉链是不一样的——爸爸的拉链是一半红色，一半绿色，妈妈的拉链全是红色的。要生宝宝的时候，二十三条拉链全都打开了，配对组合。如果爸爸把红色的那一半拉链给了妈妈，和妈妈的红色拉链组合在一起，就会生女孩；如果爸爸把绿色的那一半拉链给了妈妈，和妈妈的红色拉链组合成一半红一半绿的拉链，就会生男孩。

"如果妈妈不小心同时打开了两个细胞中的两条红色拉链，这样就会生成双胞胎了。"

八九岁的孩子，已经可以理解这样与实际生活紧密联系的形象化理论，顺顺对此理论印象深刻，并可以用自己的语言复述给其他小朋友。

对于外生殖器，父母也应该像教认身体其他器官一样自然，教以正确的名称。传递对裸体的自然态度，对异性接触的自然态度，都有益于形成一个人健康的性心理，有助于减少成年后发生性问题。

既然孩子在很小的时候就开始有了性认识和与性相关的行为，父母不妨在合适的时机早些介入，尤其是现在的孩子，发育快，受媒体影响大，心智成熟早，这时如果不对孩子进行教育，总是指望学校或等孩子大些了再谈，这样，孩子童年的性启蒙就变成了空白，并且有可能因得不到正确的引导而被错误的信息误导。

正确对待孩子的每个发问，随时随地进行正确引导，不一定需要刻意教育，在洗澡时，在去动物园时，都可以与孩子讨论一些相关的话题。

别做"鸵鸟"父母。如果父母难以启齿，孩子则会感觉到禁忌，但是他的兴趣却会与日俱增。当你想起自己小时候也会有那么多的疑问，却没有人可以指导和分享，只能把它当做一个秘密或者殚思竭虑地自己去寻找答案，那么，如果现在能够正确地回答孩子的疑问，陪伴并分享他童年的每一个经历，将是一件多么值得骄傲的事情啊！

八、不怕舒服
顺顺 六岁

天气转凉，妈妈直呼好冷，我问妈妈："妈妈，你不怕冷还是不怕热？"

妈妈认真地回答："我不怕热。"

她接着又反过来问我："顺顺，你不怕冷还是不怕热？"

我回答她："我不怕舒服。"

❧ 男生女生小纸条

帮顺顺收拾房间的时候，看见桌子上有一张折叠的小纸条，我就随手打开来看。顺顺突然一把夺过来，团成一团，攥在手里。是什么纸条那么神秘？我在心里打了一个大大的问号，一直把女儿当成自己的好朋友，没想到有一天，她对我也有秘密了，而且，这一天来得这么快。

我故作镇定，没有立刻表现出很感兴趣的样子，只是开玩笑地跟她说，你给我看一下吧，就看一眼，可她坚持不肯，并且迅速将纸撕成两半，抛进了垃圾桶。她笑着说："这是你不能看的。对了，"她又补上一句，"你不会从垃圾桶里捡出来看吧？"

等顺顺睡着了，我犹豫半天，还是从垃圾桶里捡出了纸条。看到上面拼音与错字夹杂的内容，我一时不知所措。纸条上面是女儿告诉一个男生，如果他跟另一个男生（她觉得很调皮的）玩，她就不跟他做朋友了，本来她还想考虑一下做女朋友的问题。我眼珠子都要掉下来了，我不敢相信，这完全是一个我不认识的女儿。我哑口无言地指着纸条问顺爸，岂知一贯焦虑的顺爸此时却表现出难得的淡定姿态，"你真是杞人忧天，咸吃萝卜淡操心，小孩子当游戏一样，她懂什么？"

她什么不懂？

虽然顺爸反对我去追问，但作为一个充满好奇的八卦妈，我还是找了个合适的时间问顺顺。她的解释是班上有些男孩聚在一起说各自喜欢哪个学习好的女生，于是这男孩问她肯不肯跟他玩，并在课间的时候跟着她，如果她不同意，他就会去找其他女孩玩，顺顺还是想跟这个男孩做朋友的。但是，她发现这个男孩子跟一个调皮的学习不好的孩子混在一起，所以她才写纸条问他。

顺顺同时告诉我，这件事的结果是有人告诉了老师，老师也批评了那些在一起胡思乱想的男孩。顺顺说："你不用管了，这件事已经解决了。"

我继续瞠目结舌。

从顺顺吞吞吐吐断断续续的掩饰性描述来看，她还是隐瞒了纸条上的一些字眼，比如"谈恋爱"，比如"女朋友"。女儿真的长大了，这么快就知道什么话可以说给妈妈听，什么事是不能让妈妈知道的，我还当她是那个一放学就唧唧喳喳缠着我无话不谈的小人儿呢，可她已然延展出一个跟我无关的"自我"。虽然我早已有心理准备，但是面对一个九岁的二年级女生，我还是很失落。

经过这番迂回探听和女儿的婉转解释，我发现我们之间的谈话有点成人的味道了。但是，这样的交谈建立在愉快的基调上，不管我从她那里获取了什么样的信息，是真实的还是经过她过滤的，我希望这场谈话带给她的反馈是：无论你告诉妈妈什么，妈妈都不会指责你，我们可以一起讨论，并且，如果你有什么不能解决的问题，也可以告诉妈妈，这样我才能帮你一起想办法。很显然，这样的表态，让顺顺倍感轻松。

吃晚餐的时候，我随手扯了张废纸来接番茄皮。顺爸问了一句："你把什么扔了？"我和顺顺同时回答他，顺顺说的是，"饭店的广告纸。"而我说的是，"番茄皮。"顺爸笑道："你俩关注点真不一样。"

是啊，我也发现了，孩子跟我们的视线角度、关注点不一样，所以我们就不能以我们的思想去主观臆断他们的做法。孩子不过是想多一个朋友而已，简单的快乐，被我们复杂化成烦恼。

那张小纸条，就让它成为我们共同的秘密吧。

随着女儿的成长，我相信我们之间还会有更多的话题，我愿以开放的心态接纳她的秘密。

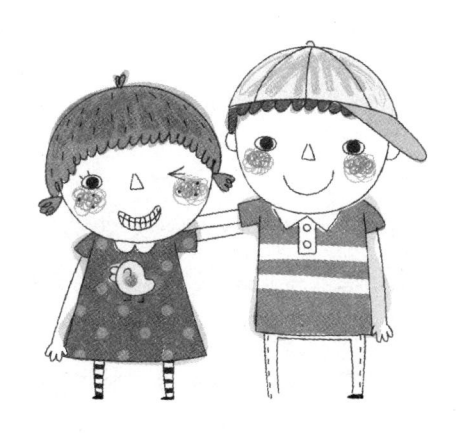

九、第一次离开妈妈的怀抱
顺顺 八岁

清晨,当我从睡梦中醒来,第一次发现不在自己的小床上,我足足愣了几秒,我已经离开北京,离开家,离开妈妈,随着学校的"金帆合唱团"来到陌生的珠海参加"歌之旅"国际合唱比赛。

原来我以为,没有妈妈的陪伴,我就睡不着。可是,怎么这么快就天亮了呢?

我们三个小孩子都是八九岁,三个小孩"负责"一个老师,四个人一间房。第二天早上我们是这样起床的:博闻把依凡踹醒了,依凡把我压醒了,依凡又去把博闻拍醒了。我们三个人悄悄地去洗脸,刷牙,换上衣服,像一排小麻雀一样挨坐在床沿上,又像偷油的小老鼠一样静静地等着何老师醒来,打算把她吓一跳。

这一次我们去参观、游玩了好多地方,我们还吃了好多美食,我最喜欢的就是广东的流沙包和汤,老师说只要喝了那里的茶,就不会闹肚子,所以我们每天都喝一杯。

白天开心地玩,忘了想家,一到晚上,我们又想起来了,总是缠着老师问今天几号了，掰着手指头算还有几天才能回家睡自己的床。

渐渐地，我们睡觉前多了很多乐趣，我们三个伙伴经常在一起唧唧喳喳地说话。依凡是个活泼可爱的小姑娘，她特别精神，总是在睡前说个不停，如果我们都困了，她也会自言自语直到睡着为止，奇怪的是她每天早上又总是第一个起床。博闻是一个乐于助人的小女孩，我很喜欢她。

晚上，何老师经常要去开会，她临走之前"警告"我们，"关灯，闭嘴，睡觉。"我们三个就迅速钻进自己的被子里，闭上眼睛。等何老师一关门，我们就哈哈大笑，掀掉被子，蹦起来，在床上蹦蹦跳跳，拍手做游戏。玩累了，我们才钻进被子里东倒西歪地睡着，完全不知道何老师是什么时候回来的。

有一天，何老师去开会，我们三个自己研究着把床拼好了。何老师回来看到了，特别惊讶地抱着我们，她都不敢相信是我们自己拼的。

我发现自己天天都睡得好香，即使睡在床沿边上，我也不会掉下来。

比赛前一天晚上，我们都不紧张，像平时一样睡得很沉。因为睡得好，我们的精神状态也好。我只是在上场前，才觉得心怦怦跳着，快到我们的时候，我已经紧张得说不出话来了，可是一上台，紧张就全跑走了。

比完赛，我们更放松了。有时候，何老师早上没睡醒，我们三个就去折腾她，一直把她吵醒为止。这时，何老师会打趣地叫我们"小坏蛋""小破烂""小鬼"，我们就特别开心。何老师脾气特别好，我们无论怎么调皮，她都不在意，所以我们喜欢跟她玩，也喜欢把她吵醒了跟我们玩。

有一天，柳老师来到我们的宿舍，给我们照了好多搞怪的照片，每个人都好配合地摆pose，并开心地叫她"照相狂"。

这次旅途的最后一觉是在飞机上睡的。大家回家的心情非常激动，都买了好多礼物，等着送给自己的爸爸妈妈，唧唧喳喳的我们终于玩累了，在飞机上美美地睡了一觉。

当我们精神百倍地见到了来迎接我们的家长，惊讶地看到他们打着横幅，举着花，像迎接凯旋的战士一样。

我开心地扑向妈妈，我要把这几天所有开心的事都告诉爸爸妈妈。

❧ 有一种爱叫做放手

终于要去机场接女儿了！虽然由于雷雨，首都机场关闭，由香港飞回的飞机晚点，要到凌晨一点才能到达，我依然兴奋得毫无倦意。七天没有见到顺顺了，不知道她怎么样呢？

暑假伊始，顺顺就随学校"金帆合唱团"去珠海参加第五届"歌之旅"国际合唱比赛。这一次她独自出门七天，且是第一次离开家人在外，我说不担心是假的，我们一有空就在网上看最新的消息与照片。从邮件上的信息里了解她的行程，从众多孩子的合影中寻找她的身影，从那几乎看不出来的表情上揣摩她的心情。

想起临行的时候，在机场看到擦拭眼泪的母亲和眼睛哭得红肿的孩子，我的心里也挺不好受，自己试想过各种各样见面的情景，想得最多的就是抱头飙泪。

刚去的前两天，顺顺还很兴奋地告诉我她每天都吃了什么、玩了什么，说她玩得特别开心，喜欢吃广东的饭菜，一顿吃了三碗饭。可是，她却跟我们共同的好朋友冰洁打电话说，广东很闷热，经常下雨，参观的景点有好多她不懂的知识，她也听不懂当地的语言。

从冰洁那里得到不同的信息，这让我更不踏实，女儿知道报喜不报忧了。我是该开心还是该担心呢？

临回来前一天晚上，顺顺打来电话，只说了一句："妈妈，我好想好想你……"就说不下去了。我鼻子一酸，赶紧转换话题，"你明天不就回来了吗，爸爸妈妈都去机场接你……"

这次合唱比赛中，顺顺他们是最小的一个组，但却获得了儿童组金奖和民族组银奖的好成绩，家长们自发地准备了鲜花和横幅，在机场列队欢迎。翘首以待了一个多小时，我们终于等到了孩子们的归来。激动地冲上前的家长们，映衬的是淡定的孩子们，他们身着天蓝色团服整齐地排队走出，像一个个拿了奥运金牌的选手，小小的脸庞上闪烁着骄傲而自信的光芒。

终于看到女儿朝我挥手，看到她自然的微笑，我心里悬着的一块石头顿时落了地。顺顺兴奋地把鲜花送给了老师。

回家的路上，顺顺兴奋不减，一路上唧唧喳喳地跟我说着旅途中的趣事，迫不及待地展示送给我们的小礼物，就是只字不提想家的事。我故意问她："你不是说想我吗？"她说："当然，我想你，想得都想不起来你的样子了。"

我不禁有些失落，失落之余，油然而生的却是另一种欣慰。

记得有一部日本纪录片，叫《狐狸的故事》，讲的是这样一个故事。

在青草刚刚长满山坡的春天，狐狸妈妈生下了五只可爱的小狐狸。小狐狸在爸爸妈妈的精心呵护下渐渐长大。初秋的一个早晨，狐狸的爸爸妈妈像往常一样领着它们走向了草原的深处。爸爸妈妈飞快地向前奔跑着，小狐狸们也撒着欢追随着。在一块草木茂盛、小溪流水的地方，它们停了下来。狐狸的爸爸妈妈围着还在喘息的孩子转了两圈，趁着它们还在好奇地张望时，自己向回家的路飞奔而去……

太阳落下了西山，夜幕悄悄降临。狐狸的爸妈在洞口处看到了像火焰一样跳跃的身影，是它们的孩子找回了家。但是它们却挡在了洞口不让自己的孩子回来。小狐狸们多么想和爸爸妈妈分享离别后团聚的喜悦啊。它们哪里知道,爸妈把它们送去那么遥远的地方,就是因为它们已经到了要独立生存的时候,就要离开父母独闯世界了!

天渐渐黑了下来,在洞口争执的父母也都疲倦了,突然,狐狸的父亲发出了凄凉而威严的吼声,并开始凶猛地向自己的孩子扑过来。在狐狸爸爸的紧紧驱逐下,小狐狸们凄惨地叫着向后退去,它们茫然无措地看着曾是那么温暖的家、曾是那么疼爱自己的爸爸妈妈,不知他们为什么把自己撵出家门,它们留恋这个家啊!

看着孩子们渐渐消失的身影,狐狸爸爸妈妈顿时仰天长嚎。

儿行千里母担忧,哪个父母不牵挂自己的孩子呢?可是,老鹰驱赶小鹰,小鹰才能展翅飞翔;母鸡袒护小鸡,小鸡只能飞上矮墙。

该放手时则放手,如果抓得太紧,则阻碍了孩子前行的步伐;如果事事包揽,则影响了孩子成长的速度。事必躬亲是一种"控制","控制"则是一种不信任,相反,适当的放手则能给孩子自信、自立、自强的机会。第一次离开妈妈的怀抱,独自出行,无疑就是一次锻炼的机会。

父母不可能永远为孩子挡风避雨,路上的荆棘是必然的,那么,我们与其给他们准备一副行囊,还不如给他们一股披荆斩棘的勇气。

因为,有一种爱叫做放手。

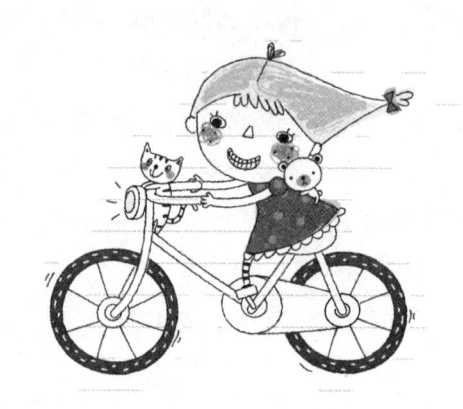

第五章

教育并快乐着

一、晚起三慌三问
顺顺 六岁

妈妈：快起床，我们就要迟到了。

顺顺：（被捂头状）叫我起床，就是为了让我看"快要迟到"吗？

妈妈：你自己赶紧起吧，我还要去打点摩丝。

顺顺：（探出头来，睡眼蒙眬）摩丝又没犯法，你打它干吗？

妈妈：唉，别问了，我今天也起晚了，昨晚有只蚊子折腾得我一宿都没睡好，早上睡过了。

顺顺：蚊子来咱家干吗？

养花和养孩子

有个人，他很喜欢花，家里养了很多名贵的花草。有一天，一个朋友来访，送了他一盆从国外空运回来的名贵盆景。他万分高兴，可当他出门送了朋友再回家来时，却发现小儿子因为好奇搬弄，已经不小心把盆景摔碎，而里面的花枝也折断了。孩子胆怯地站在一旁，别人也以为他要大发雷霆，可是，他却拍拍孩子，说："小心点，没有碰伤吧。"

别人知道他爱花如命，却不理解他怎么会不生气。他却说："我养花是为了高兴的，不是为了生气的。"

这个故事给了我很多启迪，在物和人的权衡上，我们往往更苛求人的完美，不犯错，而忽略了对人的关怀。

养花尚且需要许多园艺知识，知道花的习性，才能把花养活、养好，何况养一个人呢？做父母的怎么不需要积累知识和学习经验呢？

家长，是一个没有选择，却影响人一辈子的"职业"。

有多少家长，只是延续上一辈的经验，以此来教育孩子，又有多少家长，因为一些外在的原因而伤害了孩子小小的心灵呢？想一想，训斥孩子玩得一身的泥土，真的比孩子的快乐重要吗？心疼拆开的玩具零件，真的比满足孩子的好奇心重要吗？失望孩子画得没有章法，真的比培养孩子的创造力重要吗？打骂孩子，把浴池当战场打水仗，真的比给孩子提供一个想象空间重要吗？

我们扼杀的没准就是将来的爱迪生、牛顿、鲁班呢！

我们一面在抱怨儿时父母的管束和严厉,一面又不由自主地用同样的办法来教育自己的下一代。

有多少次,我们仅仅是因为自己的被束缚而束缚了孩子,而他们又继续重复着我们的束缚。

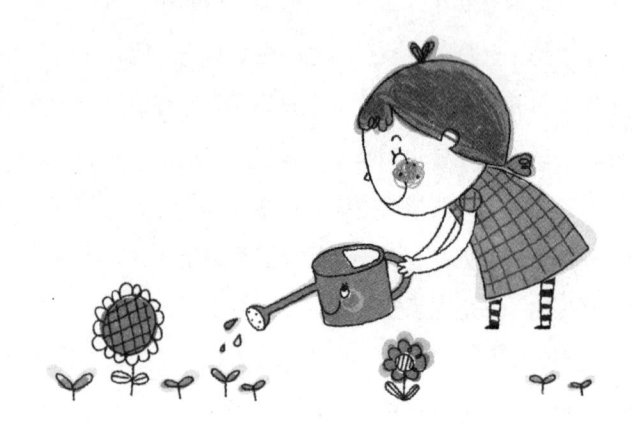

二、终于明白
顺顺 六岁

　　别看我才六岁，妈妈说我干家务活可是一把好手，当妈妈每每为家里乱糟糟的卫生状况头疼时，我总会豪情万丈地跳出来，撸着衣袖安慰她，"别着急，你还不知道我会收拾吗？"我扫地擦桌晾衣服理抽屉，迅速旧貌换新颜，妈妈也笑逐颜开。

　　儿童节那天，妈妈带我去看了一场儿童剧《马兰花》。回来后，我突然明白一点，做家务多的那是小兰，那妈妈就是大兰啰！我才不要跟她玩呢！

我愿沾光被表扬

早上送顺顺去学前班上学，没想到被老师拽住表扬了一番，表扬的是女儿，隐含着也把我表扬了一番。

教古筝的老师，说顺顺聪明伶俐，一教就会，虽然是后学的，进度却超过了其他孩子。舞蹈老师表扬顺顺，说她能吃苦，像机器人似的，怎么摆弄都不喊疼。思维训练的老师表扬她在迅速完成自己的手工活后，主动要求帮助老师打扫地上的纸屑，懂事勤快。

班主任拉着我说顺顺在班上自理自学能力极强，凡事只要说一遍，她就很快领悟了，心里有数，该玩该学都有谱。自尊心强，活泼大方，这些都是老师对她的评价。

顺顺从上学前班开始，就已经像个小大人似的管理自己了。自己想着做每天的作业，自己想着整理每天的书包、课本。当然，这也是吃一堑长一智的结果。曾经有过慌慌张张去学校忘记带课本、考试忘记带文具的经历。

不积跬步，无以至千里。孩子学习习惯的培养在于点点滴滴的注意。可是，当我不太计较细节的时候，顺顺自己却开始"计较"了，她写字工整，算数仔细，得优了，拿给我炫耀时，我就表示惊讶，有时也规劝她不要太苛求，她就表示得意，说要赶超某某。孩子自己学会管理自己，大人就能轻松一些。

顺顺回家来，我告诉她，"因为你，妈妈被老师表扬了，谢谢你让我沾光受表扬。"她呀，美着呢。

其实，前一天顺顺早上起来时，还在为练习古筝的事抹眼泪呢。她开始只说："我不想练了。"我虽然心里着急，可是也摆出一副平静接纳的样子，问她："你说说什么原因，我好帮你啊！"她说："老师凶。"我问她："老师凶你吗？"她说不是，是凶别的小朋友。我又问她还有什么吗？她想了想，说："我的手都起趼了！"说完，伸出她的左手大拇指。我蹲下摸了摸，大拇指内关节处是有一点硬。我真诚又略带夸张地说："哟，真的长老趼了。女儿好疼吧，辛苦了，妈妈好心疼噢。"顺顺更觉委屈，抹着泪。

"要不给你包个创可贴怎么样？你们同学要问，你就说弹古筝受伤了。"我给她想办法。

"不用了，那会影响弹琴的。"顺顺破涕为笑。

然而，我看她还是心事重重的样子，又问她："还有什么问题吗？"她想了想，又说："其实，我主要是怕中午弹古筝影响我下午的舞蹈课，我喜欢上舞蹈课。"说这句话时，她已经不那么紧张，我想这才是她顾虑的主要原因吧。

于是，我跟她商量，"那我帮你问问老师能不能按时下课，不耽误你上下一堂舞蹈课，好吗？"顺顺点点头，上学去了，我也跟老师沟通了一下。晚上她放学回来，再问她古筝练习得怎样，她满脸放光地说："老师说了，下次教我新的指法。""噢，那你的大拇指是不是得到解放了？"我问。她呵呵直乐。

对待孩子的问题，我们要明白，指责并不是好办法，最好是正向引导，阳性强化。我们随时把握一点，就是主要关注她的感受，关心她心情好不好，而不是过多关注她的学习好不好、她的琴练得好不好。关注外部是有条件的爱，而孩子需要父母无条件的爱。

只要孩子感受到父母的爱,她自己就有力量去做她自己的事,去解决她自己的问题,而只要父母用心、用爱,教育的办法就会随处从心里冒出来。

今早叫顺顺起床,她说的第一句话就是:"又开始了,日子过得好快啊。"这句话把我给说乐了。我知道她在说每天起床、上学、放学、回家、睡觉,这一天天一遍遍地重复,这小小的人儿,会感叹时光如水了。

"那你就别万事成蹉跎了,要不我可就'搓拖'你了。"女儿一轱辘在笑声中起身,开始她一天快乐的生活。

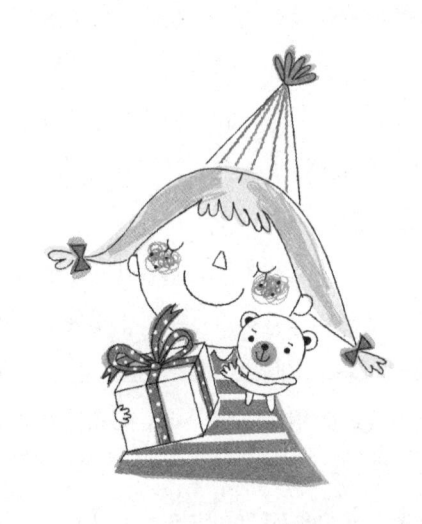

三、我的成人歌
顺顺 六岁

家里人特别喜欢我唱的歌，这几天我也学会了几首大人的歌，我觉得旋律还不错呢，但不知道为什么只要我一开口唱，大人们就暴笑。

顺顺版《我不是黄蓉》：我不是黄蓉，我不会武功，我只要气功，我没有爱情。

顺顺版《白狐》：我是一只千年修行糊涂，千年修行千年糊涂，滚滚红尘可有人看见我跳舞，茫茫人海可有人看见我的糊涂。

最近我爱上了《套马杆》，经常哼哼着："给我一片蓝天，一轮初升的太阳。给我一片绿草，绵延向远方。给我一只雄鹰，一个威武的汉子。给我一个套马杆，攥在他手上。"

这首歌我唱着就觉得豪迈，可是我有个疑惑，"给我一个汉子干吗呀？"我不解地问妈妈。妈妈反问我："那你说呢？"

我知道了，要不套马杆往哪儿挂啊？

妈妈说小孩子眼里的世界与大人的不同，不过，她很喜欢。

第一次当主持人

如果有机会，就尽量让孩子去把握和经历，经历越丰富，就越有自信。顺顺在幼儿园时，每年平安夜都会去演出，因为有了演出的经验，在需要表现的场合就不那么容易怯场了。画画比赛、手工制作展览、古筝比赛、运动竞技等，我们都会鼓励她去尝试参与，把握各种机会，勇于实践，以此丰富自己的经历。

幼儿园的最后一堂朗诵课，作为一个结业典礼，孩子们要将这个学期所学在课堂上给家长们展示一下。放学后已经七点了，老师把我们叫过去，说想让顺顺担当结业典礼的节目主持人。我们听了十分乐意，高兴之余同时也有点紧张。毕竟这是孩子第一次，她当时听说也高兴，但并没当回事，没听完就转身找小朋友玩去了。

我们就当一回事了，压力比她大，回来赶紧写主持稿，八点才开始让她背，九点半睡觉，顺顺背得不太熟练，可能是困了，状态也不太好。她说："原来当主持人也不是那么简单的啊。我以为说'大家好，现在请欣赏节目'就行了！"

我们对顺顺的口才和表演力是有信心的，她口齿伶俐、吐字清晰、记忆力好，深得老师的欣赏，朗诵水平在班上也是数一数二的。但同时，我们也担心她第一次上台主持，准备时间又太短，没有经验，不知道会发生什么状况，心里忐忑不安。我们多么希望第一次的经历让她愉快，这样以后继续学习，或者有类似的机会，她就会有兴趣和信心了。

但是，在陪伴孩子成长的过程中，这样的第一次太多了，几乎每个经历都是他们的第一次。

顺顺早上起来，我又让她背了一遍主持稿，比昨晚要好，但还不是很顺畅，需要停顿思考。这时候，我再想削减一点稿子的内容，已经不可能了，她先入为主，我担心越改越让她乱了阵脚。最后，我们还是照常送她上幼儿园了，但带去了稿子，让老师帮忙提醒她复习一下，等放学接她的时候我再去帮她复习一遍，然后五点半开始表演。

其实，这真不算是什么大事，但一家一个孩子，我们的神经都拴在孩子身上。我还叫老公别紧张，别把此事看得太重要，要求太高，只不过当成个练习就好了。其实，我自己也没有睡好，做了一晚上顺顺主持的梦，睡得很不踏实。可在女儿面前，我还是表现出轻松、充满信心的样子。我觉得，一方面要高度重视、认真准备，对孩子严格要求，对她有一定的期望值；但另一方面，也要让孩子轻松上阵，不要有思想负担，怕万一主持不好，或者得不到奖会怎么样。退一万步，失败的经历也许会影响孩子的心情，但只是一会儿的工夫，小孩子很快就会忘记，而通过下次的机会，或者其他的场合给她找回信心也不是没有可能的。而且，就失败本身来说，也没有什么不好，人的一生哪有不受挫折的。我们的心态应该定位在做最好的期待，做最差的心理准备上。顺顺主持得还比较顺利，毕竟是第一次，初生牛犊不怕虎，她还不知道什么是"紧张"，开场白漏说了一句，还知道补场加上，结束语是临时上台自己编的。临场发挥还算是可以的了。

重要的是通过这个锻炼的机会，我发现孩子有无限潜能可以开发。顺顺的意外收获是，同学们羡慕的眼光和众星捧月的簇拥，让她的虚荣心得到了极大的满足。这种突然蹿红，有了被追星的感觉，用她自己的话说，就是："平时不怎么跟我玩的小朋友，爱跟我发点小脾气的小朋友，今天都像喜欢冰棒似的喜欢我，黏着我！"看她那副得意的表情，比真的当主持人还要高兴。

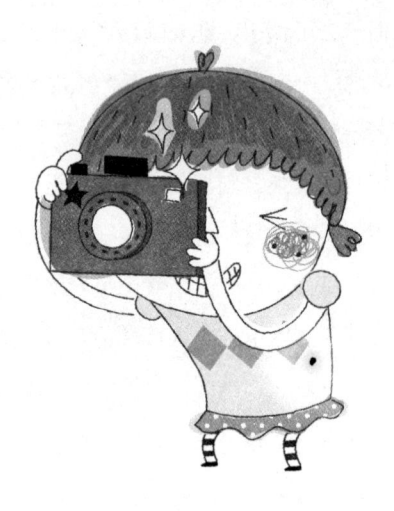

四、把年货搬出来挨个尝

顺顺 五岁

听妈妈说快过年了,过年就是在家胡吃海喝、玩命地玩,多美啊!

这几天,我先实习了一下,把年货搬出来挨个地尝,没想到就吃了个上火,大人们说上火就牙疼,那我可能是喉咙里长出牙齿了,喉咙玩命地疼。

不过没关系,妈妈说了"粒粒皆辛苦",小朋友可不能浪费食物,那些好吃的糖果不吃也是浪费,我保证不浪费每一粒。

过年家里要来客人,我可得多准备几个节目,到时好好显摆一下,这不,我今天就彩排一下,看看过不过关。先背一首《静夜思》,光背显不出水平来,我特意加上了自己编排的动作。"举头望明月,低头思故乡。"我就做了个抬头看灯,低头"撕"(思)纸的动作。

娱乐节目还有变魔术呢。我拿一颗糖,放在手上,握住,转过身去,再转回来。现在你猜猜,在左手还是右手。左手?张开,没有吧!右手?张开,也没有吧。没变出来?不是,在我的肚子里呢,是你没猜出来吧!

雷人英语Hold住

开始在校外上英语兴趣班时，只是因为这个班有幼儿园同班的小朋友，而带班的老师长得小巧玲珑，温文尔雅，正是顺顺喜欢的类型。

学了一年英语后，再上课的时候开始听写单词，这一点让顺顺很是头大。她每天"忙"得没空背单词，一上课就犯憷。年前的最后一次英语课是1月19日，那天上午她刚参加了社区的联欢会，并参演了两个节目。在这之前，顺顺已经发烧三天了，能撑着上节目，我觉得已很不易，她绝不会因为自己的身体不适而影响集体的活动，所以撑着精神。下午，没有来得及卸妆，她就去上英语寒假前最后一节课。

我担心她下午发烧，所以一下课我就赶着去接她。没想到她被老师留下来了，并叫家长也留下来，我正心里忐忑着不知道怎么了，老师说："今天下午我们学校拍宣传片呢，英语考级摄制组的人在课堂上看你女儿聪明活泼，又很有灵气，积极回答问题，想让她留下来拍一段预备级考一级的宣传片，可以吗？"这当然要尊重女儿的意见，我问了顺顺，她兴奋得直点头。

但是这次可是考试性质的，不知道她会不会，而且人家不让看，关上屋拍，我连提醒的机会都没有。经过一个多小时的准备和拍摄，休息时我进去看了一次，知道是模拟考级的现场，演示考级的过程，她的小手冰凉，我知道她也有点紧张，是听着磁带回答，我担心她听不懂，又担心她发烧发挥不好，后来但凡从屋里出来一个人，我就逮着问。有个老师告诉我，"挺不错的，问了二十多个单词，她会得挺多。"终于顺利完成了拍摄，顺顺获得了英语学校特制的一个书包、一个大风车、一张贴画作为纪念。回来的路上，她说："我算是知道拍电影的辛苦了，反复地拍，一遍一遍地重来。"

课外学英语，学的就是点语感，我们没有让顺顺有考级的压力，只是希望多练习口语，她属于英语水平不怎么样，但有点语感了就敢乱说的类型。例如：当我在屋外敲门说"knock, knock, knock（敲门声）"时，她居然会问"Who is me（我是谁）"，而当我问她"Who are you（你是谁）"时，她的回答变成了"I am she"（我是她），简直让人笑掉大牙。但是，顺顺自我感觉良好，敢问敢答，虽然驴唇不对马嘴，也惹得我们喜欢和她对话，得到雷人的答案。

学习有时候是枯燥的，就像背英语单词，关键是在学习中找到快乐，才能培养出兴趣。如何找到孩子的兴趣点，见仁见智，不论怎样，只有父母最了解孩子的喜好，只有有心的父母才有最好的办法。

五、老外为啥不近视
顺顺 六岁

2008年奥运会，北京来了好多外国人，我发现，外国人很少戴眼镜，特别是青少年。可是，我们学校中有好多同学是戴眼镜的。

"女儿，你可要爱护眼睛啊，戴上眼镜将来游泳都麻烦。"妈妈语重心长地说。

"妈，是不是因为外国人很少看电视，所以很少近视？"

"为什么呀？"

"外国人不懂中文啊，那电视节目他也看不懂，不看电视所以不近视呗！"我分析得对吗？

整洁PK轻松

爱好整洁是个好习惯，但是对于幼小的孩子来说，真的就那么重要吗？

大多数女人都喜欢整洁有序。比如婷婷的妈妈是个讲卫生爱干净的人，只要有空，她就打扫，让家里一尘不染。婷婷的书桌和衣服没有收整齐，手没有洗干净，地上掉的头发没有捡起来，就会被妈妈念叨，督促去捡拾。来的客人很羡慕家里的整洁有条理，婷婷妈妈也引以为豪。可是，婷婷却不喜欢这种有序的环境，妈妈不停地敦促和要求也让她觉得紧张。有时候，她真的希望家里能够随意一点、乱一点，但是这似乎不太可能，不管心里多么不情愿，行动上已经不自觉地去做了，况且整洁是公认的好习惯，老师和亲戚邻居都把她作为整洁干净的榜样来说教别的小朋友了。

习惯的培养对于孩子成长有很大的影响，父母的喜好会影响孩子的个性，可是当我们将自己的一些生活习惯传教给孩子时，是否想到它对孩子的影响，也可能会成为孩子心灵的桎梏。

从小爱干净，长大后让自己身边的生活、工作环境井井有条，这似乎成了培养习惯的理由。但是，某些成人对于整洁的过分紧张和完美主义反而会让孩子对不干净产生恐惧感。那些没有将东西整理好，衣服上有点污渍就被骂的孩子，最后会变成不干净整洁就无法专心读书，成年后变得有洁癖倾向甚至神经症。

培养一个习惯，应该考虑到孩子的年龄特点。童年时代，孩子处于探索未知的时候，他们喜欢用手甚至用嘴去尝试、去感知。父母看见孩子玩得浑身泥土就大发雷霆，却没有看到孩子在玩的过程中感受到的快乐。不干净和邋遢可以改变，孩子的快乐失去了就找不回来了。当然，为了安全，我们必须给孩子规定一定的界限，教他在无序中体验有序的意义。之外，过多的限制就变成了约束，让孩子束手束脚，失去原本大无畏的探索精神和不断尝试的创新精神。

家，对于一个幼小的孩子来说，首先是要轻松愉快，其次才是整洁干净，我想很多成人也是这么想的吧。我们需要心灵的自由，抵御沉闷的生活状态，那么也请给我们的孩子一些宽松的空间，让他们以轻松、开放、健康的心态去探索未知的世界，呼吸自由的空气。

六、关于动物的对话
顺顺 七岁

妈妈：我真纳闷，咱家车上怎么总有鸟粪呢？
顺顺：鸟喜欢天空，天是蓝色的，咱家车也是蓝色的，鸟看着亲切呗！

妈妈：哪来一股臭味呢，真臭！
顺顺：谁家养了斑马？

妈妈：你喜欢什么马？
顺顺：我喜欢黑马，白马脏了就会变成灰马，但黑马不会变。

妈妈：马术比赛好看吗？
顺顺：好看，只是这马脖子看起来那么滑，把人滑下去人都爬不上来！

想象力的乐趣

表妹打电话来说，五岁的旺仔在学画画，老师让小朋友画水母，别人都画弯弯曲曲的触角，只有他不按常理出牌，画了些斜线。问他为什么，他说水母在水里漂，被风吹成这样的。

我觉得好棒啊，小孩子的想象力，让我们望尘莫及。开发他们的右脑，让他们的视觉、听觉、嗅觉、味觉、触觉这五感都得到充分的发展和锻炼，实现五感转化，其实比单纯获得某些知识更为重要。

有些事情，只有孩子能够想到。

下雪了，第一次看到雪的顺顺说："天上下米花糖了！"

洗澡的时候，顺顺说兑了些肥皂沫的水面长满了皱纹。

顺顺说她头发的颜色是爸爸色，因为她和爸爸的头发颜色是一样的，而把浅咖啡称为"药色"，因为中药多是这种色。

有一天，顺爸出差，我们告诉她爸爸去太原了，她自语道："爸爸去'太远'了，难怪要开着火车去呢！"

幼儿园上公开课，老师问小朋友夏天是什么样子的，顺顺说："有蝴蝶蜻蜓毛毛虫的就是。"

带顺顺去参观周口店的北京人遗址，现在的山顶洞洞口已经封住，只在洞顶上用栏杆围住，供游人俯视洞里的情景。顺顺看了，突然感叹了一句，"做原始人可真不容易呀，天天得从这跳下去吧。"

看到地铁里的拥挤，她说："好像蚂蚁在开会。"

真希望保持并发展这种想象力，可惜在知识积累的过程中，想象力慢慢退化了，当孩子知道了什么是"雪"，除了盐和糖，她就再也想不出精妙的比喻了。

爱因斯坦说："想象力比知识更重要，因为知识是有限的，而想象力能概括世界的一切，并且是知识进化的源泉，严格地说，想象力是科学研究中的实在因素。"爱因斯坦本人就是实践这一句话的典范。他的广义相对论就是在头脑里做思想实验发现的，而后才被科学实验证实的。

拥有在知识基础上的想象力，更为强大，它发展成为一种创造力，成为推动世界前进的车轮。因为有了想象力，孩子的世界充满了童话，这还会让他在成年后，生活得更有品质。所以，我们千万不要扼杀了孩子的想象力，如果她愿意相信手表里有小人，就让她找吧。

七、不理你的种种理由
顺顺 七岁

妈妈上课，也喜欢说小话（她说她小学成绩单上的评语总是有这条）。某日，课桌边坐一位老大爷，妈妈跟他讨论，他居然爱答不理。妈妈伤自尊了，回来跟我发牢骚，"你说，那老大爷他凭什么不理我啊？"

我想了想，分析如下，"一是他听不懂你的方言；二是他上课认真听讲，不爱说小话；三是他不喜欢你说的内容。"

妈妈立刻反驳，"一我说的是普通话，他不可能不懂；二他跟另一边的人说话了；三我只是讨论课堂内容，并无其他话题。"

我只好又想了想，"嗯，你觉得我喜欢跟狗玩吗？"

妈妈摇摇头，"你不是怕狗吗，你不喜欢跟狗玩啊！"

我点点头，意味深长地说："对啊，狗喜欢跟狗玩，猫喜欢跟猫玩，我喜欢跟小朋友玩，老年人当然要找老年人说话了，他理你年轻人干吗？"

妈妈说我说的似乎有道理，但听得怪怪的噢……

❀ 上课说小话

顺顺上学前班的时候,开始说小话,可能是从幼儿园过渡到学校,她还没有适应这种一坐半小时,不让活动的约束。

一天临睡前,顺顺跟我说,她上课时跟同桌好朋友子萱说小话。我并没有惊讶,因为我清楚地记得自己上小学时,每次期末成绩单评语上就写着:"希望以后上课少说小话。"

顺顺告诉我,她说小话时,很小声,趁老师背身板书的时候讲,而且,说完立刻坐好装作没有说话的样子。她还表演了一下给我看,我看跟我们小时候也差不多。就问她:"你不怕老师听见吗?"她说班上别的同学都说时,她才趁乱说,这样老师就不知道声音从哪儿出来的了。现在的小孩子果然精明。

我问她:"你不好好听讲,等老师提问题的时候,你不就不会了吗?"她说:"会啊,我一边举手,一边还要跟子萱把话说完。"我又问她:"那你能好好听讲吗?"她说:"可以啊,左耳朵听老师讲课,右耳朵听同桌讲。"

以非常宽容理解的态度听她说完,我才中肯地给了她一个建议,"你可以上课前或课间把话密集地说完,或者放学、活动课也可以说啊,上课不就不用说了吗?"

她说:"这个,我可以做到,但我的同桌做不到啊!"

心理学说，幼儿时期儿童的主导活动是"游戏"，让五六岁的孩子老老实实地背着手坐着听课，确实有点违反天性。可是，孩子上学了，并且还将在之后的十几年与课堂规矩亲密接触，人之为社会人，就要接受社会规范、遵守秩序规则，如果孩子真的到了适当的年龄，长期不能适应和遵守这种课堂的规范，那就需要专业的疏导和干预了。如果孩子的适应只是需要一个过程，那就让我们家长多多理解他们，不必求全责备，等待他的成长，并在家里多给他们一些自由的空间吧，哪怕是听他们诉说一些小伎俩。

毕竟，我们都曾经历过。

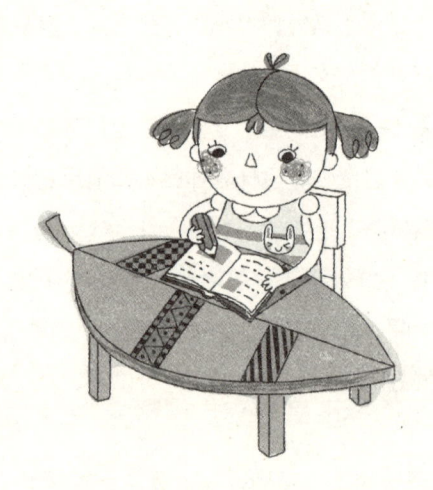

八、太阳哪儿去了
顺顺 五岁

晚上，太阳上哪里去了？它也去睡觉吗？

妈妈说，地球在自转，也在公转，所以太阳转到地球的另一面去了。

我还是没整明白，你知道太阳上哪儿去了吗？

我猜它一定是出差去了。去美国出趟差，顺便给美国当一天太阳，白天才会回来中国呢。

蹲下来的世界

（一）

精神病院里，有那么一个精神病人，整天啥也不干，就穿一身黑雨衣，举着一把花雨伞，蹲在院子潮湿黑暗的角落里，就那么蹲着，一天一天的不动。

许多医生来问话，他都不理不睬，于是，那些医生都放弃了。

医院新来了一个心理医生。医生觉得，要治好这个病人就要先了解病人的内心世界，要与病人接近。于是，医生想了一个办法。

第二天，医生也穿得和病人一样，撑了一把伞，蹲坐在病人的旁边。

病人看了看他，不说话。

一天过去了，两天过去了，医生都坚持默默地蹲坐在病人身边，不说话。

就这样过了一个礼拜，终于有一天，那个病人主动开口了。他悄悄往心理医生这里凑了凑，低声问："你也是蘑菇？"

（二）

《中国青年报》著名记者陆小娅曾发现一个问题，女儿很聪明、活泼，但就是不爱逛商店，每次带她去商店，她总是哭着闹着死活不愿意进去。

这位母亲十分不能理解：商店里有琳琅满目的商品，孩子应该喜欢才对，为什么孩子不愿意逛商场呢？

后来，她终于发现了其中的原委。

一次，女儿的鞋带开了，她蹲下来，给女儿系好鞋带。当她蹲下来和孩子一样高的时候，她突然发现眼前一片腿的"森林"，就是说站在孩子的那个高度根本看不到商品。看到的都是拥挤的、摆来摆去的人的两条腿，所以说她有一种压抑感，有一种单调的感觉。她终于理解了孩子不愿意逛商场的原因。

（三）

有个孩子蹲在路边聚精会神地看蚂蚁，有个成年人看到了，很好奇地问："小朋友，你在干什么呀？"孩子回答说："在听蚂蚁唱歌呢。"成年人奇怪了，"蚂蚁怎么会唱歌呀？"

孩子一脸不高兴了，"你不蹲下来听，怎么知道蚂蚁不会唱歌呀？"

（四）

同学的儿子王子，两岁多的时候还不会说话。他在公园里玩耍，离开他坐过的石头，他挥手跟石头说再见，甚至跟他撒完的尿说再见。离开餐桌时，他不仅跟服务员说再见，跟满桌狼藉的碗碟挥手说再见，看到偶尔飞过的苍蝇，他也挥手说再见。在孩子的世界里，大自然的一切都是朋友。

王子三岁的时候，有一天吃饭，问他的妈妈："你想念我了吗？"妈妈解释说："'想念'是发生在两个有距离的人身上。"王子想了想，把他的小屁股往椅子后面蹭了蹭，问道："那现在呢，你想念我了吗？"在孩子的眼里，距离就是几公分的事。

（五）

看着现在的孩子衣食无忧，出行有车，食有汉堡，住有空调，我感叹道："瞧你们这一代人可真幸福啊，有拉杆书包，有手机，有iPad，有iPhone4，我们小时候可吃苦了！"

顺顺淡定地反驳道："这有什么，比起我们的下一代，我现在不也算在吃苦吗？他们到时候都坐飞机去上学，就不用堵车了。也许他们不用去上学，就在家与老师视频上课呢！"

（六）

顺顺某天跟我要求："妈妈，你给我生个小姐姐吧！"

我说："这可不行，我办不到。"

顺顺又说："那你给我生个小妹妹吧！"

我问她："如果妈妈生了小妹妹，妈妈就喜欢小妹妹了，你怎么办？"

她乐呵呵地回答："没关系，爸爸喜欢妈妈，妈妈喜欢我，我喜欢小妹妹。这样不就行了？"

（七）

顺顺有一次去医院拔牙，坐在候诊大厅里，她十分焦虑。牙科诊室里传来机器吱吱声，金属器械碰撞的声音，她越想越怕，抑制不住地抽泣起来。我安慰她说："拔牙是有点痛，但是医生会给你打麻药，你是可以忍受的。"她依然没有停止自己恐惧的想象，在那里抽抽噎噎。周围都是候诊的人，大家都看着她。我很不好意思，索性发狠，"不拔会更痛，长痛不如短痛，不如勇敢一点吧。"

坐在对面的一对老夫妻，女的开口跟我说："你别说她了，看牙真的很痛苦，我每一次来，坐在这里都很害怕，如果我可以像她一样哭，我也想哭。"在孩子的眼里，那些治牙的器具都放大了好几倍，自己躺在那里，医生也显得高大，被强光灯照着，她如何不惊恐。这个时候，我们要陪着她，体会她的感受。

（八）

顺顺刚上幼儿园的时候曾经说："我就要赚钱了！"我们问她为什么。她说："你们上班赚钱，我上幼儿园，难道不是去赚钱吗？"

顺顺随校去参加比赛，一个老师看着三个孩子，四人一间屋，顺顺回来骄傲地告诉我，"我们三个孩子负责一个老师。"

这就是小孩子眼里的大世界。

孩子眼中的世界跟成人眼中的世界是有区别的。成熟的父母，应当是善于了解孩子、善于与孩子沟通的父母，即善于发现孩子在想什么、在做什么。当孩子做出大人不能够理解的事情时，父母不应当马上训斥或者质问，而是应该平心静气地蹲下来，站在孩子的位置与角度，了解孩子的真实想法与感受。

捷克教育学家夸美纽斯说："不要让孩子去适应教育，而是要让教育去适应孩子。"

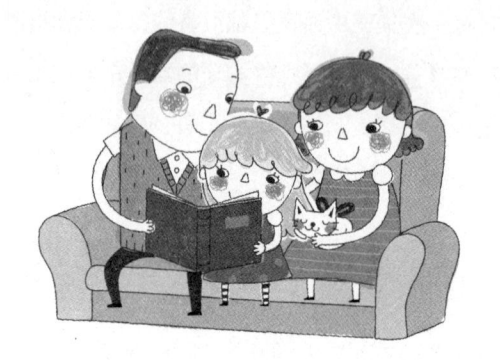

第六章

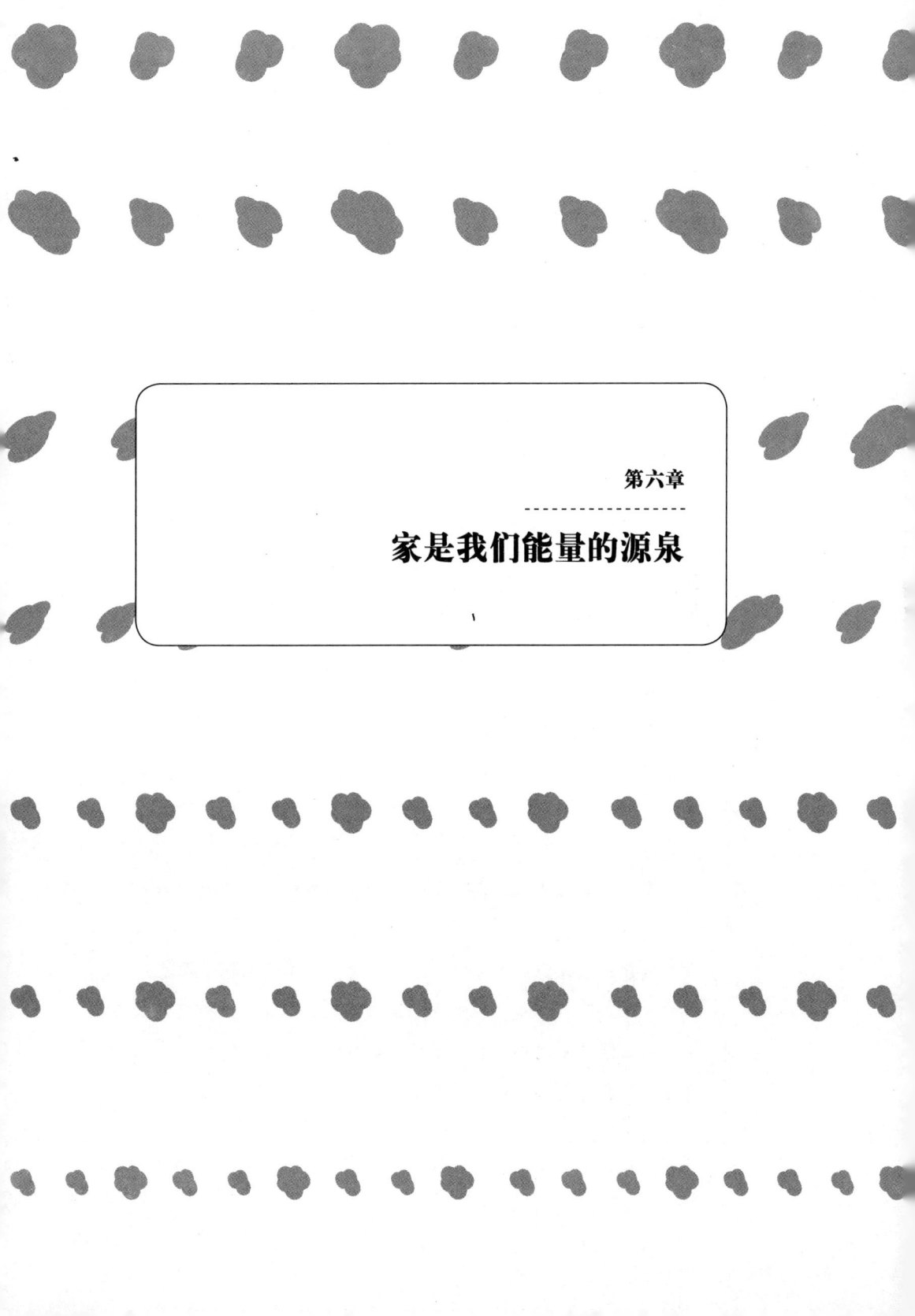

家是我们能量的源泉

一、没理由不抱小孩
顺顺 两岁

妈妈说我是个小懒虫,自己不走路,总是要她抱。

有一天我们去超市购物回来的路上,我又累了不想走,妈妈却指着手中的拎包说:"我可腾不出手抱你。"

我很有经验地回答:"我帮你拎包,你抱我不就得了。"

可是,这一次她下狠心说:"我也累了,要不你自己走,要不你抱我。"没想到她还有这招,我转念道:"你看,我也抱不动你,那我就背你吧。"

不知道妈妈觉得弯腰趴在我小小的背上不舒服,还是被我感动了,反正也没有让我背她。

"既然你不让我背你,那你还是抱我吧。"我趁热打铁地说。

妈妈叹了口气,"唉,你这个小懒虫,长腿不走路,腿有什么用?""您难道不知道吗,我的腿呀,是专门用来玩滑梯的。"

这下,妈妈再没有理由不抱我了。

❋ 学习做孩子心目中的好父母

顺顺从幼儿园回来，告诉我，"妈妈，老师让我们画'我心目中的好孩子'，可是，我想画你行吗？""是吗？"我来了兴趣，"为什么画我啊，我又不是孩子。""妈妈，你是我心目中的好大人。"女儿天真地回答。这一刻啊，电花飞溅，天高云淡，所有的辛苦烟消云散，有什么比这样的回答更让人陶醉的，有什么比这样的语言更让人感动的，有什么比这样的表白更让人满足的啊！

孩子初长，就像一张白纸，等着我们给予他颜色来画最美的图画。我们就是他的第一任老师，就是他的一面镜子。我们任重道远，要交付给他一个人生，怎么能随随便便就拿到上岗合格证呢？

每个父母都希望自己成为一个优秀的家长，在我们的头脑中，有一个理想家长的模式（摘自《成功心态的培养》）：

- 永远镇静自若，对局势有控制力。
- 永远和善、充满爱地对待孩子。
- 永远知道管制孩子的最佳方法。
- 永远能够花足够的时间在孩子身上。
- 永远对孩子抱有乐观、积极的态度。
- 永远知道如何回答孩子的疑问。

可是，事实证明，没有任何一位家长能够"永远"做到这些。因为即使做了家长，我们也仍然处于人生的成长阶段，仍然面临着生活的各种考验，我们有自己的烦恼和忧伤，有情绪上的波动，有自己的弱点，没有什么值得隐讳的。

怎样做孩子心目中的好父母，仍是需要我们学习和交流的。

第一，关心孩子的衣食住行。这是满足孩子最基本的需要，如今吃饱穿暖对于我们来说，已经不是什么问题了，仅仅看看孩子的衣服是否短了，鞋子是否小了也不够，整洁漂亮也能增强自信，吃得讲究才能保证营养均衡。

顺顺五岁上幼儿园的时候，前一天晚上就准备好第二天要换的衣物，这样也不至于早起太慌张。开始是我给她建议搭配，后来她就自己做主了，在服饰鞋袜的搭配上还颇有理论，每天早上出门前照一下镜子，心里美得不得了。

老师表扬，小朋友羡慕，这是幼儿园的小朋友自我感觉良好、心情大好的指标。我不反对孩子讲究穿，但不是攀比，这样会助长孩子的虚荣心。孩子的衣物要整洁、干净、质地好，不一定非得豪华。

再说吃的方面，现在营养学的书浩如烟海，看多了也糊涂，反正掌握总的原则，保证鸡蛋牛奶、蔬菜水果、谷类豆类、禽鱼肉类、碳水化合物调剂着来，少吃零食多喝水，吃喝拉撒生活有规律。当然，如果你肯花点小心思，来点小创意，把食物做得赏心悦目，就更是锦上添花了。

第二，和孩子一起玩。玩是孩子的天性，寓教于乐是个好办法。孩子做手工的时候，我们应感兴趣地在一边欣赏，哪怕是东倒西歪捏得面目全非、画得不知所云的东西也值得夸赞一番，毕竟他自己动手动脑了，得到鼓励和赞赏才有动力继续努力。在这个过程中，如果我们参与一起制作，互相帮助，这样做出的小成果，他们会特别喜欢，我们也能分享成功的喜悦。

和孩子一起玩，不妨把我们小时候的一些运动项目拿出来和孩子一起分享：跳皮筋、盘花跳绳、跳格子、坐在对方的脚上双人划船、石头剪子布等。

家务活如果是一项活动，当做是玩，孩子就不觉得累，他们能从中享受到快乐。我们洗大衣服，孩子洗小手绢；我们刷大皮鞋，孩子擦小皮鞋；我们拖地，孩子擦桌；我们炒菜做饭，孩子摘菜剥豆；我们清洗碗筷，孩子帮忙收递；我们收拾抽屉，孩子叠衣折袜……不要小看了孩子，这些他们一学就会，如果成人需要他们的帮助，他们会干得很开心。

顺顺特别喜欢和我们一起做事、被大人认可的感觉。为此，她还口述了一篇日记，"我要洗碗，奶奶说我小，可妈妈说了孩子能干的事就让她干。我会洗碗了，里里外外地刷，奶奶还说我小，我说'都会洗碗了，我不小了'。"

所以，在你做家务活的时候，是不是可以将"去去去，一边玩去"这样的话改成"来来来，你愿意和我一起做吗"，你会发现，孩子会告诉你一些他们的道理呢，这同时也是亲子交流的一个渠道。

第三，关心孩子的思想情感。孩子很小就是个有主意的人了，他们有独立的思维和想法，我们要把他当成一个平等的人格去尊重。

现在的孩子多是独生子女，在家不愿一个人玩，老是缠着大人，大人工作了一天回来很累，也想休息一下。这时候就出现了一种局面：孩子叫"爸爸"叫"妈妈"，叫了很多遍也没有回应，父母在做他们自己的事情，在讨论他们的问题，或者互相推诿，忽略了这个弱小的一遍又一遍的呼声。于是，孩子哭闹、烦躁、生气，没准父母嫌吵嫌烦，还要揍一下屁股。孩子很委屈也很失望，他只是希望得到关注与交流。换位思考一下，如果是一个成人，你这样叫他许多遍，他也不搭理，你是什么感觉？

有一天，我牵着顺顺的小手告诉她，今天我上班的时候突然想她了，她当时就乐开怀。之后，她也会模仿着在我下班时搂着我说："妈妈，我想你了。"

是的，孩子小小的心灵里有丰富的情感，这样的情感也就是在他们小的时候才全部依托在父母身上，等他们长大了，还有很多人和事，要分散他们的情感，所以我们有什么理由不珍惜这短暂而唯一的亲情呢？让他们在情感上得到及时满足，只要他们需要，就把他们的事情当做自己的事情一样感兴趣。

孩子长大了，许多父母都给他们报兴趣班，觉得是为了孩子好，可是往往半途而废，不知道是孩子的喜好还是父母的喜好？比如有一个父亲对儿子说："你再不好好学习，我就把你送到农村去放羊，就像我小时候一样。""爸爸，你小时候能放羊，多幸福啊。"孩子眼中的世界和我们是不同的。所以，当孩子发表什么见解的时候，不要急于否定，我们也曾经幼稚过，我们也曾经自以为是过，那么，让我们给孩子一个成长的过程，一个宽松的环境。

孩子不是我们的附属品，他是一个独立的有思想的人，他有自己的领地，我们也不是一个侵略者。即使是小孩子，也不要在外人面前训斥他，给他保留完整的尊严。我的经验是"在外犯错误，回家受惩罚"，绝不让他没面子。

每天早上在孩子出门之前，在他的耳边悄悄地说一句："妈妈爱你。"他就会带着一脸灿烂去迎接新的一天。每天晚上孩子回来的时候看见我们的笑脸，把一句"今天学习怎么样"换成"你今天过得开心吗"，然后，你看他有多少话想告诉你吧。

第四，表扬和要求具体化。学龄前的孩子，你可以把他的优点强化，多夸夸他"真棒"，但不要太夸大和空虚，要把原因也夸出来，比如："宝贝，今天你自己吃饭吃得又快又好，真棒！"孩子是很容易受到暗示的，当他得到这些好的信息时，他就会内化成自己的动力，努力去做好。同时，把一些规则明确地告诉他们，对他的要求量化，不要笼统地说"要做一个好孩子"。什么是"好孩子"，对于他们来说概念是模糊的，有一种办法是将标准写下来填在表格里，可以贴在日历上，比如"读书""卫生""劳动""吃饭""有爱心"等，凡是你希望他做得好的，都写出来，这样每天在他做得好的这一栏里贴星星、红花之类的以资奖励，一周或每月再奖励一次，奖励可以是让他提一个合理的要求，或者奖励书本、出游或是他想要的某样东西等。这样，孩子既有动力，又清楚怎样能达成目标，乐意去遵守，又能养成良好的习惯。

经过专家论证，一个好习惯的形成需要二十一天，只要坚持，你还担心孩子没有好习惯吗？

刚上学的孩子，思想在逐渐成熟，但还没有成形的人生观和价值观，这就更需要我们去引导。家长自己要读好的书籍，读完了可以给孩子推荐，与孩子交流心得体会。

父母要坦诚地与孩子交流，把自己的经验教训，对人生的感悟告诉他们，向他们灌输正确的道德伦理观和人生价值观，明确地表达自己对一些社会现象的看法，甚至明确地告诉他们父母希望他成为一个怎样的人。即使当时孩子表面上不置可否，但在这样轻松的环境中进行平等的交流，孩子还是会留有深刻的印象的。再说，这样的父母也让孩子放下顾虑，把自己的想法开诚布公，形成良好的沟通模式和环境，在一些重大问题上会征求并重视父母的意见。

第五，学而不辍，学习上岗。为人父母也应持证上岗，好的父母是在不断提高和学习的。所谓言传身教，父母身上所具备的品质无疑会直接影响孩子,成为他们模仿的对象;做一个好的父母,要言而有信,恩威并重,这关乎父母在孩子心目中的形象;要服饰得体仪表端庄,这关乎孩子在同学中的形象。

父母学而不辍,孩子怎么能不爱书籍?父母博学广识,孩子怎么能孤陋寡闻?父母热爱体育,孩子怎么能不爱运动?父母尊老爱幼,孩子怎么能目无尊长?父母助人为乐,孩子怎么能没有爱心?父母豁达宽容,孩子怎么能小肚鸡肠?父母善解人意,孩子怎么能强词夺理?父母高瞻远瞩,孩子怎么能目光短浅?父母磊落坦荡,孩子怎么能心胸狭隘?父母乐观开朗,孩子怎么能自我封闭?

在责怪孩子的不是之前,先找一找自己的原因。子不教,父之过!

一般人生病,是谁生病谁吃药,只有在教育孩子的问题上,孩子"生病",父母"吃药",没有不好的孩子,只有不称职的父母!

经过专家验证,有爱心、有责任心的父母,就是理想的父母。

责任心体现在关心孩子的成长,不断摸索和学习培养孩子的经验与知识,在培育孩子的同时注重自身的成长,以自己的积极榜样影响孩子。

"理想"的父母懂得,对于如何教育孩子,他们永远也不会有足够的知识和技巧,他们总会遇到新的问题,需要新的解决方法。理想父母是在不断地探索与自我校正中改善自己的教育方法,而这一过程要延续到孩子成人,走出家门为止。

不是每位家长都能成为家庭教育的专家,但要做一名称职的家长,的确应有不断学习的精神。

共同努力,和孩子一起成长,永远是我们锲而不舍的目标。

二、阳光一点
顺顺 六岁

奶奶凡事爱往坏处想。

有一天,我帮奶奶一起择菜。后来,她突然发现自己的手镯不见了。奶奶说:"没准掉垃圾桶里了吧,赶紧找找吧。"

我说:"奶奶,你不能阳光一点吗?不要把什么事都往坏处想,没准是超人借去玩了!"

帮妈妈做做家务活吧

顺顺从小就喜欢掺和家务活,一岁半的时候,看见外婆在厨房忙,非要帮忙。外婆为了稳住她,给她一把豆子,让她坐在客厅剥。她一边剥,一边数着:"剥一个,剥三个,剥五个,剥九个……"外婆见了,乐不可支。这边刚要表扬她听话呢,就见顺顺以迅雷不及掩耳之势,将原本剥了半筐的豆子,倒了一地。呵呵,捡豆子的时间比剥的时间还长。

说不上是哪一天,她就可以帮我干活了,搬家的时候,家里人仰马翻,没人顾得上她,她才一岁半,能听懂帮忙递东西的指令,她就帮我往吊柜上递东西。

顺顺两岁半时,就像模像样地帮我擦桌子,嫩声嫩气地打电话给水站要水,"您好,请给1853号送桶水。"

有一天,我和顺爸下班回来,双双累瘫在沙发上。看着精力旺盛的女儿,我们无奈地感叹,"我们为什么要生个小孩子来烦神呀!"顺顺扭头答道:"生个小孩子来帮你们叠衣服,要不你们这么累还要干家务活!"

有的父母担心孩子因为帮忙做家务,耽误了学习,可是适当地参与家务活,其实是个亲子沟通的好机会,在这个过程中,父母还可以趁机教会孩子一些日常生活的知识。比如食物属于哪一类,有什么营养,用英文如何讲等。

幼儿园的时候，老师就倡导她们自己的事情自己做，顺顺回来就要求自己洗袜子。

顺顺是个爱劳动的小姑娘，把劳动当成了一种乐趣，如果作业没有写完，功课没有完成，还没有劳动的资格呢，"做家务"同时也成了学习之余劳逸结合的最便捷的方式。

从叠衣服到晒衣服，从擦桌子到拖地，从择菜到打鸡蛋，从收拾抽屉到擦鞋，顺顺涉足了家里几乎所有的家务过程，她是"修理工"顺爸的得力帮手。当我生病的时候，她还主动给我端茶送水找药。我们也把她当做家庭中的重要一员，谁需要的时候就喊她帮忙，她也开心地从中找到了价值，敢于承担责任，因为我们都需要她。

我们时常当着她的面感叹，"有个女儿真好！"

顺顺学习的时候，我们绝不打扰她，她休息的时候，主动要求帮忙，我们也不会拒绝。顺顺三岁的时候，就要求炒西红柿鸡蛋，她把"西红柿炒鸡蛋"说成"西红柿打鸡蛋"，我没答应她，凡事要量力而行，孩子也要量力而教。顺顺七岁那年，我就让她先学打鸡蛋，然后将西红柿鸡蛋一起倒进锅里，让她炒，把调料调好，让她浇上，于是，她认为自己有了第一道拿手好菜。

外婆来我们家，看到顺顺小小年纪这么勤快，总主动去厨房帮忙，心疼地责怪我们，"你们拿孩子当童工啊！"我委屈地说："我们没有强迫她做呀，她挺喜欢。因为在做家务的过程中，顺顺找到了她自己的乐趣。"

比如：顺顺最喜欢帮助我打扫卫生，这时我们就玩"太空船"的游戏，我们假装自己的家是艘"太空船"，我是船长，她是宇航员，在我的指挥下，她协助我整理和清洁船舱的卫生，这时候收拾玩具就成了顺顺的快乐工作，她说散放在外的玩具将会在空中飘起。

顺顺是个女孩，学点厨艺，做点家务活，对她来说没什么不好。今年暑假，她随校合唱团出去演出，充分显示了她独立自主的能力，老师、同学们叫她"韩队"，她不仅能管好自己，还能帮助大家。在班里，她也是老师的得力助手，班主任有一次表扬她做值日，做得最仔细，打扫得最干净，还问她是不是在家总干活呢。

我问她："你跟老师说自己在家总干活吗？"

她说："其实也没有，我看你们怎么干活，就会了呗。"说这话的时候，这个小丫头一边收拾桌子，一边哼唱着，"我就要活得有滋有味……"

根据科学研究，适当地放手让孩子干些家务活，不仅能增强孩子独立的能力，还可以进行亲子互动，让孩子养成劳动的好习惯，一生受益。那些上了大学，因不能照顾自己，把衣物打包寄回家洗，甚至因此而退学的孩子，就是因为家长过分包办代替，容不得孩子受委屈，看似爱，实则害，导致这些孩子高分低能，有智力没能力，在生活中遇到挫折就垮。所以才有"吃苦就是吃补""挫折就是存折"的说法。

当孩子被大人需要的时候，最能感受到自己的价值，产生强大的责任感。

当孩子能为家庭、为父母、为自己负责的时候，将来才有能力为社会、为国家负责。

三、睡前之战
顺顺 六岁

妈：顺顺快来洗澡，要睡觉了！

女：哎呀，你这是给我洗澡呢还是炼金丹呢，这么烫的水？！

妈：（调低水温）水不热洗不干净。

女：我这不是脏，是皮肤黑，你要是嫌我不白，我这就给你搓出个白雪公主来（拿起磨脚石欲搓身）。

妈：（赶紧阻止）算了算了，你再搓也白不了，快去睡吧！

女：（洗好上床，在床上翻腾，久而不睡）

妈：（进屋扬臂）你再不睡，打屁股了！

女：（嬉皮笑脸）我知道有个办法让你打不着！

妈：哦？什么办法？

女：我平躺着你就打不着屁股！

妈：小妖，再啰唆，看我不打你个原形毕露（做老孙状）。

女：我可不是妖精，你数一二三，看我变回原形，你看我还是我！

妈：快别废话了，睡吧。别说话了，嘘——（做手指压嘴状）

女：嗯嗯，尿完了……

妈：汗……

❧ 到底是谁分床焦虑

当我第八次起夜时，简直无可奈何地佩服自己睡前喝下的那一大桶水。

之所以喝下那么多水，也只是被动提醒自己多起夜，不想自己睡得太沉，要去照看一下女儿有没有蹬被，睡得好不好，一句话，就是因为顺顺小朋友从本周一开始不仅是自己睡小床，而且小床被挪到小房间去了。此时，她六岁五个月。

顺顺从小跟我们一间房，虽然小床放在大床的边上，她还是时常有借口爬上大床，她想睡大床的小伎俩几乎伴随着她的成长在增加。要上小学了，她要睡到自己的小屋去了，并且她要学会收拾整理。

当我顺利地把她哄进了小屋，哄上了小床，盖上被子，接受了顺爸关于开一盏小夜灯的建议，告诉她随时醒来都可以叫我，我会随叫随到，然后饱含历史意义并激动地道了声"晚安"后，我喝下了一大杯水，为了保证我能起夜，并保证起夜的次数。

我要起来看看顺顺是否睡得好，是否习惯，是否蹬被子着凉（她最喜欢蹬被子，无论穿着多长的睡衣，她总是有本事把肚脐露在外面），我还要去看看她有没有睡不踏实，有没有把被子踹在床下，有没有半夜醒来不适应陌生的卧室……

我忐忑不安地靠在大床上，心不在焉地捧起一本书，满脑子想的都是顺顺晚上会出现的各种状况，我也知道好的开始是成功的一半，万一不顺利，怎么再继续劝她接受自己的分房呢？我睡不着，这才发现女儿不在身边睡时，我也不踏实，不看着她熟睡的样子，不被她的脚踹着，不知道她是否盖得严严实实，我根本就别想看进去一个字。

丢下书，我辗转反侧。尽管顺顺在大床挤着我们的时候，我只能在狭窄的空间里按照空隙来安排自己扭曲的姿势，只能在原地翻身，早起腰酸背疼。虽然顺爸经常被差点挤下床，我半夜经常被她一巴掌拍酸鼻子，或者睡醒后发现她的臭脚丫正跷在我的脸上，但是我现在才知道这些都已经习惯了。

在经过一番难受的腹胀，和一番不安的翻腾后，我长呼一口气，叹出了一句，"我发现我想顺顺了！"顺爸大惑不解，或者他正沉浸在享受富裕空间的愉悦中："她不就在外面吗，睡得好着呢！""是啊，我知道，可是我就是想她了，要不我们把她抱回来？"

顺爸晕倒。

当我完成第八次去小房间的探视，像烂泥一样爬上床时，已经是凌晨五点了，我像个陀螺一样在旋转。好在顺顺这夜睡得还算踏实，这真让人欣慰，有时候我站在小床前根本就没什么事可做，仿佛在等她下一分钟踢被子。

我困极了，几乎早上才进入梦乡，可六点十五分，那清脆的童音如军号般把我惊醒。果然，一个睡眠不足的妈妈不会因为隆隆的汽车声醒来，而会为了一声轻轻的"妈妈"就弹跳起来。顺顺醒了，当她发现窗外已经天亮，就很安心，因为她不会在醒来的时候看见黑暗，并能自己在小床上一夜睡到天亮了。

是的，我承认，一切的担心只是因为我放不下对她的牵挂，不能让自己的焦虑影响孩子。父母对儿女过多的管控，除了阻碍儿女的成长，就是不相信他们能自己处理自己的问题，从现在开始，我要慢慢习惯女儿的长大。

四、想和我睡不容易
顺顺 五岁

顺顺在电梯里与开电梯阿姨的对话。

顺顺（以下简称顺）：阿姨这么晚还不下班，还不回家睡觉？

阿姨（以下简称姨）：我今天不回家了，上你们家睡去，行吗？

顺：我们家可没你睡的地儿。

姨：我睡你的小床行吗？

顺：那我睡哪儿呀？

姨：我俩挤着睡呗。

顺：那我挤下床来怎么办啊？

姨：我搂着你睡呗！

顺：那我会太热。

姨：你坐椅子上，我睡你的小床吧！

顺：我坐椅子上睡不着，还会吵着你。

姨：那我坐椅子上，等你先睡我再睡。

顺：等我睡醒了，天都亮了，你还折腾什么呀，还是回家睡吧。

这时电梯正好到达我们家所在的楼层。热闹说了半天，想上我家睡还真是不容易。

❧ 世界上最好吃的羊肉串

一年级，顺顺在学校吃中餐，常说中餐好吃。那天她从学校带了一串羊肉串回来，用两层面巾纸小心地包好，油已经沁湿了第一层纸，打开了还有一股孜然的香味。

顺顺告诉我们，学校隔几天吃一次羊肉串，每次只发两串，因为特别好吃，她偷偷藏起一串，留给爸爸做生日礼物。那天是顺爸的生日。

她催促我用微波炉加热后，执意要求我也尝了一口，才递给刚下班进门的爸爸。顺爸品味着他的生日礼物，十分感动。

这是我吃过的最好吃的羊肉串。

平时，顺顺偶尔会从学校带回一块心形的炸鸡块，或者两粒鱼丸。只要是她觉得好看又好吃的东西，她都会从自己的午餐中省出来，用纸或者用塑料袋包着，即使她放学回来很饿，也不会先吃，而是等着我们回来让我们品尝。这是她的心意，她觉得这可以表达她的爱，我们一个劲地说："太好吃了！真是太好吃了！"她就好开心。

我们并没有从理论上刻意教她分享和感恩，只是我们也时常会带回一些自己同事分享的食物，别人送的小礼物等，哪怕是一颗糖，一个小盒子，凡是觉得可以与她分享的，我们都会告诉她，是特地留了一份给她，哪怕这可能是唯一的一份。看着女儿欣喜的小脸，那是一种感觉到爸爸妈妈即使去上班了，心里也装着她的喜悦。

分享是一种美好的情感，欣慰并且满足，当女儿小小的心里装下大大的爱时，我突然觉得鼻子酸酸的。

五、说话要守信
顺顺 六岁

前天妈妈答应我,后天去泡温泉。

我盼呀盼,掰着手指头算呀算,咦,今天不就是"后天"吗?

我跑过去告诉妈妈,今天就是你前天说的"后天"呀!

"是吗?哎呀,我忙忘了。"妈妈恍然大悟,"今天就是'后天'呀!"

"你俩在说什么呢?"爸爸奇怪地问。

"唉,妈妈记性太差了!"我发起了感叹,"明日复明日,明日何其多,后天变今天,温泉成蹉跎。"

我们逃课去玩儿吧

"草长莺飞二月天，拂堤杨柳醉春烟。儿童散学归来早，忙趁东风放纸鸢。"顺顺背诵这首诗的时候，不由让我怀念起童年，回想故乡的田园风光和春天的勃勃生机。与其让孩子对着文字生硬地背诵，不如带孩子出去亲身体会一下，那会更有助于她的背诵呢。

记得我们小时候，放学了回家书包一搁，在楼下小区里一直玩到各家的家长趴在窗户上喊孩子回家吃饭。跳皮筋，扔沙包，踢毽子，躲猫猫，这些游戏延续到吃完饭，写完作业，又聚在一起玩到晚上。有些女孩子拿出家里的纱巾、毛巾毯，披着扮公主，弄些盆盆罐罐来"做饭"，还排些节目搭个舞台，时装表演，自演自乐，男孩子们则在疯跑"打仗"，忙得不亦乐乎。

到了晚上，萤火虫就在身边一闪一闪，一个大人讲故事，周围就围了一拨小孩子，有的玩累了趴在大人的膝盖上就睡着了……

然而，现在的小孩子一放学回来就关在"鸽子笼"一样的住宅里，写作业直到深夜。假期周末，孩子们还要上各种辅导班，过着没有玩耍，没有游戏，甚至并不轻松的童年。有的孩子从幼儿园开始就被家长拉着去上各种亲子班，孩子还没有赢在起跑线，就先累死在起跑线上了。

我多么希望给女儿一个无比快乐自由的童年，可是看目前的情况，我们除了帮助她适应这样的生活和节奏外，只能极大限度地保护她的个性、发展她的天性，在可能的条件下，给她提供多一些玩耍的时间和亲近大自然的机会。

大自然是最好的老师，读万卷书，行万里路，多少古今中外的成功人士都从大自然中吸收天地灵气，得到人生启迪，多少精美的诗词篇章也来源于大自然的灵感。

顺顺没上幼儿园前，我们一有时间就带她去玩，周末去公园、游乐园，划船登山，或者去动物园、博物馆。

顺顺一岁半那年冬天下大雪，我们一早就把她从被窝里拖起来，把她穿得像个球一样，带她去看雪。她开心得不得了，攥着个雪球不肯放，脸和手都冻得通红。后来她大了，我们仍饶有兴趣地去看雪，她会堆雪人了、打雪仗了，还会在积雪的车上画各种图案。有一次，她拎了一袋雪回来，偷偷地放在冰箱里冻，说要保存雪，可是后来她自己发现，雪会冻成冰。

上了幼儿园后，我们给她报了轮滑、朗诵之类的班。她曾经学过半学期的电子琴，后来她不感兴趣，也就不学了。轮滑倒是坚持下来了，她感兴趣的活动就不怕苦，"摔倒站起来"的训练，她一点也不畏缩。星期天也坚持到公园去训练。她五岁的时候，我准备带她去贵州，我告诉她贵州风景秀丽，山清水秀，可以在河里游泳，捞鱼抓虾，她盼望极了，为此还迅速学会了游泳。

三岁时，我们去北戴河旅游，前一天晚上顺顺发烧了，可是火车票早就买好了，我们犹豫再三还是决定去。在火车上，顺顺依然发着烧。一到海边，第一次看到大海，她精神了，兴奋莫名，我们把她放进海水里泡着，期待物理降温，说也奇怪，她晚上就不烧了。

五岁时，我们带她参加亲子旅行团，到妙峰山上采摘玫瑰，并学习了整个做玫瑰花酱的流程，她亲手参与做了瓶玫瑰花酱，开心极了。

在增强体质的锻炼下，顺顺登山体力十足，我们去八大处，植物园，去百望山（那里是个天然的植物园，光是枫叶就有好多种），她登山上阶梯，捡到了许多红叶，回来制成标本，她一路跑得比我们都快。我们参加亲子团去了上海世博会，几天的行程让她脚掌都打泡，可是她依然坚持步行，收获良多。

去北京郊区的农家院，能吃到新鲜的蔬菜，喝到清甜的泉水，还顺便认识了五谷杂粮、三禽六畜，体验农活，泵车、耕田，磨磨，看机器剥玉米粒，做砖……每一样都是那么新鲜，顺顺乐不思蜀。

我们春天去登山、采摘，夏天去草原、湿地、峡谷，秋天去看沙雕、参加拓展，冬天去看冰雕、泡温泉、滑冰，只要一有时间，我们就打起行囊，立刻出发。即使不能去远处，也会抽空去看看电影，去科技馆，或者去打球、游泳。

顺顺现在已经可以独自跟学校出去参加合唱比赛，足迹到了广东肇庆、珠海、深圳、香港，她小小的脑袋里装的知识，有很多是从旅途中学到的。

我可能是"撺掇"顺顺逃课（兴趣班的课）出去玩得最多的妈妈，连一贯持保守意见的顺爸有时也经不住好天气的诱惑，睁一只眼闭一只眼。现在当我建议，"我们逃课去玩吧！"反而是顺顺有时候还需要考虑一下，衡量一下逃课的得失。我觉得，这样小小使坏的想法，当从成人嘴中说出时，孩子反而就不会那么压抑，她也会有什么想法就讲出来，可以得到适当的宣泄和接纳。

相对于周末兴趣班的逃课，平时在学校上的文化课，即使是发烧生病，顺顺也要求坚持去。我有时候心疼地劝她请假休息一天，她说："我不愿意补课、补作业。"的确，落下的作业要好几天才能补完。

适当地放松，适当地给孩子自由的空间，无形中会激发孩子的自我约束、自我管理的能力。

有时候，做个"逃课"的坏妈妈，孩子反而成了鞭策自己的好孩子。

六、我也说句心里话

顺顺 四岁

大人老说我问题多多，是个"小麻烦"，可是无论他们多高多大，也搞不明白小孩的心思，这下好了，我也趁此机会来这里说说心里话。

妈妈：我坐在马桶上的时候你千万别冲水，那会溅我屁股一脸的水，这难道很好笑吗？

爸爸：猜猜我今天做了几个梦？这次你都没猜对？我做了零个梦！

爷爷：虽然我发烧感冒了，但我是用手脚玩，又不是用头玩，所以头晕不妨碍我玩儿！

姑姑：今天早上我的牙膏又干得挤不出来了，总是不吃青菜，就拉不出来。

姑夫：你知道飞机那么大，又装了那么多人，为什么还能在天上飞呢？因为它瘦，所以你一定要减肥才有可能会飞。补充一点，妈妈不可以减肥，要是减肥了她就不像我了。

老师:"马上"是"很久"的意思吗?大人经常说"马上"时总是需要很久,我不想数到"马上"他们还不来,还是从一数到十,比较快。

阿姨:我虽然不知道你住的"石景山"在哪儿,但我吃过"什锦饭"!你知道"巴黎"什么味吗?就是和"咖喱"差不多的味……

大人们:你们不是老说我小,脑汁不够用,今天我下决心多喝了好几杯水,自己感觉还是挺管用的,也祝你们多多灌水,快进步!

❀ 做妈妈的好朋友吧

在人生的不同阶段，我们都会结交一些朋友，但是知己难寻，更多的朋友陪伴我们走一段，就渐渐淡去远去。试想一下，如果我们把自己的孩子当成最好的朋友，那么，生活中岂不是多了一个可以分享快乐、分担烦闷，可以促膝谈心惺惺相惜的对象？而且，他和你是永远分不开的。

有一段时间，我上班比较忙，爷爷奶奶接送顺顺。我每天加班回来，因为太晚，她都睡着了，我和她相处的时间少了。有一次去幼儿园听公开课，发现顺顺已经可以用电子琴弹奏一曲，跳舞也有模有样的了。

有一次，爷爷奶奶回老家，我在送顺顺上幼儿园的路上，拉着她小小的手，听她唧唧喳喳地跟我说幼儿园的新闻，才发现她的手也长大了。原来经常挡在我面前，抱住我的双腿让我抱抱的女儿，长高了，走得比我还快，跑得比我还快了。我情不自禁地告诉她，"顺顺，你知道吗？我昨天上班的时候，有一阵子好想你。"

顺顺突然脸上放光，偷偷地乐了。"你是怎么想我的？"她紧接着问。

"我突然在想，你这会儿正在做什么呢？有没有吃饭呀？有没有好好睡觉呀？在做什么游戏呢？和小朋友玩得开心吗？"我说。

"嗯，我突然也有一会儿好想你，妈妈。"顺顺认真地说。

看着她蹦蹦跳跳地跑进幼儿园，向我挥手再见的背影，我特别满足。女儿长大了，会有自己的好朋友，有自己的小天地，也许哪天就放开了牵着我的手，说不定突然有一天，就不会再缠着我们给她讲故事，所以我要珍惜和她在一起的时光。

记得我初中的时候，有三个无话不谈的好朋友，敏、黎和萍，那时候我们恨不得除了睡觉，每时每刻都在一起。每次放学，无论多晚，我们都等齐了一起走，帮着彼此做扫除。暑假里也是你去我家我去你家过，我们的血型相同，年龄相仿，成绩都不错，志趣性格投契，那个时候，好得像一家人的我们，曾在公园里发誓，将来要买一栋大房子，都不结婚，住在一起，义结金兰，同生共死。

后来，我们各自上了不同的大学而各奔东西，虽然这段珍贵的友谊刻骨铭心，可是，要想复制这样纯洁的情谊，却并不是件容易的事。大多数人都会有这样的感觉，在合适的时候遇到合适的人，情投意合，推心置腹无话不谈，真的很不容易。

为此，我要感谢上天给了我一个女儿，她满足了我对朋友所有的期待，她与我聊天，陪我逛街，并且帮我参谋衣服的款式和颜色，她比我更有主见，她开朗、乐观、幽默，还会在我失意的时候劝慰我，在我沮丧的时候鼓励我。

自己生了个好朋友，培养了一个具备自己所欣赏的所有品质的人，这个好朋友最大限度地与我们待在一起，一起看电视，一起开玩笑，一起出游，一起抱头睡，并将畅谈越来越广泛的话题，分担彼此的烦恼。以开放的心态接纳着对方，成为彼此生命中最重要的一部分。

如果我们愿意，都可以把孩子当成自己的好朋友一般对待。如果你有这样的感觉，工作再累再辛苦，一回家面对那个天真无邪的面庞，那个纯洁开朗的笑容，一切劳累和烦恼就会抛之脑后了。那么，也让孩子拥有这种感觉吧，让他们一回家就看到我们的笑容，一想到家就感觉到温暖。当你对他敞开心扉的时候，他也同时会打开心窗迎接你。孩子是多么渴望爱，同时他们也要从父母那里学习怎样表达爱。

有一个妈妈，她有两个儿子，儿子们争着得到妈妈的爱，经常因为争执而打闹。可是聪明的妈妈很好地摆平了他们。秘密是，妈妈某天贴在大儿子的耳边轻声说："你知道吗，妈妈最爱你了。你是哥哥，要懂得照顾弟弟。"大儿子懂事地点点头，充满了自豪。

某天，妈妈又贴在小儿子的耳边，悄悄地告诉他，"你知道吧，妈妈最爱你了。你是弟弟要听哥哥的话噢。"小儿子点点头，充满了喜悦。

当然，妈妈不忘了加上一句，"这可是我俩的秘密。"

儿子们都保留着这个秘密，直到他们长大。

有一天，顺顺深情地抱着我的头，专注地说："亲爱的妈妈，你是世界上最好的妈妈，我好快乐。"

听到这句话的时候，我觉得一切都那么温暖。

七、人重要还是物重要
顺顺 七岁

晚上，我都上床睡觉了，妈妈还在勤劳地拖地，我问她："妈妈，你说人重要还是物重要？"

妈妈毫不犹豫地说："当然是人重要了。"

我立刻接茬，"对呀，我也觉得人重要呢，那你还拖地干吗，快来陪我睡觉吧！"

妈妈中招！

🌱 来，让我们抱抱

因为工作，因为有亲戚来京看病，因为有朋友需要帮助，因为有人需要照顾，因为妈妈来小住一段，因为晚上需要给女儿的作业签字，因为有时候累得只有爬上床的力气，因为有电话要打，因为有报纸要看，因为有亲朋好友需要探望，因为需要去探望可爱的小侄女，因为有邮件需要发，因为有衣服需要洗，因为有地需要拖，因为要网购，因为要去超市买日常用品，因为要去商场给女儿买她的白衬衫黑皮鞋，还要给她洗澡与她玩耍，因为还需要腾出时间去运动……

我忙呀忙，头脑里整天充斥着事情，女儿说我像只勤劳的小蜜蜂成天飞来飞去。我问她："那爸爸呢？"她嘻嘻笑道："爸爸是只嗡嗡蜇人的大黄蜂。"

我喜欢的家是个大港湾，能容纳每个人的停靠，接受每个人的喜怒哀乐。我的妈妈是个吃苦耐劳的人，一辈子干着家里所有的家务活。当我们上班上学去了，她总是会找些事做，不让自己歇着。她一向力求完美，哪怕是地上也容不得一根头发丝，所以一天累到晚。同样，她也对我们要求严格，通常以晓之以理的方式来处理我们的"诉苦"，教育我严于律己，宽以待人，教育我要知足、珍惜、忍耐，可是我更喜欢"动之以情"。想跟妈妈唠叨唠叨自己的烦恼，无非只是撒撒娇而已，一个温暖的怀抱胜过一切说教。

顺顺最喜欢的时光就是晚餐后，我俩没什么事待在沙发上，只是互相抱个半天，嘻嘻哈哈打打闹闹地耗上半小时，让顺爸十分费解，而我们称之为加深感情时间，顺顺会跟我说些班上的事，跟我发泄她的烦恼，而我也会跟她分享我的一天，我们彼此倾听理解，同仇敌忾。

某天，同事晚星告诉我，那天做科研碰到难缠的病人，她在下班回家的路上，跟妈妈哭诉一天的工作遭遇，妈妈听了并没有指责也没有安慰，只是告诉她，快点回家吃饭，妈妈已经烙上了饼。晚星妹妹心情大好，一天的不悦灰飞烟灭。我暗暗地想，将来就做这样的妈妈，让我的女儿一想到家，就满怀力量与喜悦。

今天，当五十四斤的女儿用手环绕着我的脖子，腿环着我的腰，要我抱她时，我故作无奈地问："顺顺，你都九岁了，你看把妈妈的腰都抱折了，还要让妈妈抱到什么时候啊？"她歪头想了想，说："你要天天抱我，一直抱到我能抱动你为止。"

好吧女儿，就照你说的做吧！来，让我们抱抱！

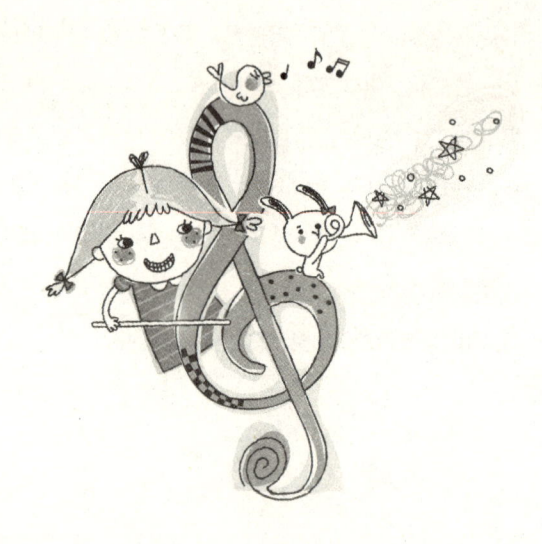

第七章

让温暖的亲情包围家

一、家有老寿星

我的家四世同堂，我的姥姥生于1918年，满打满算到2011年也有九十三岁了。她耳聪目明，鹤发童颜，腰板硬朗，步伐稳健，思维敏捷，记忆不减，依然保持当年师范女校"校花"的风采。在她传奇的人生经历背后，有过荣华富贵，也经历过艰辛和苦难，岁月沉淀了她的豁然大度，处变不惊。人过九十仍然气质非凡，雍容典雅。

那一年，我带女儿顺顺回老家去给姥姥过九十大寿，亲朋好友纷纷前来祝寿，宾朋满座，热闹了整个殿堂。大家都来沾沾寿气，同时见证和感叹一下姥姥的奇迹。只见她精神矍铄，声音洪亮地向亲友致辞，并一口气吹灭了生日蜡烛，引得全场鼓掌。

看见九十岁的老人还有这样的精神状态，六七十岁的老人都不好意思说自己老了，觉得自己倍儿年轻，备受鼓舞。

姥姥八十多岁的时候，还参加过当地城市的慢长跑，在健身园更是"十八般武艺样样精通"，拉杆、压腿，灵活不逊于年轻人，这和她长年坚持锻炼分不开，更有她年轻的心态。现在每年踏青的时候，她依然可以和家人一起爬到山顶。对了，姥姥还是个"麻坛"高手呢，经常在小区的老年活动室里小试身手，赢了些小钱就开心地拿给顺顺去买糖，拿给姨妈买菜，我们都不拂好意地领下，她就更开心。

如今，姥姥不仅可以自己洗衣做饭，还能带重孙，上街的时候替我们背挎包、拎购物袋。惭愧的是，有时我们的记忆和体力还不如她。她爱好看书读报，了解时事新闻，思想新潮不落伍，还和我们一起照"大头贴"，有时甚至给我们一些适合穿什么款式的衣服，梳什么样发型的建议。

也许因为我是姥姥带大的，和她有天然的亲近感，在她面前，我可以无拘无束，得到无条件的关爱。记得小时候，姥爷因为做家务事与姥姥争执，而姥姥无论在什么情景中，总对我无原则地偏袒，她像老母鸡护小鸡一样护着我。现在想起一些细节，我总觉得很温暖。

姥姥照顾我无微不至，做饭洗衣做家务，都没让我插手，可是只要不好好学习惹恼了她，她也会打我，她曾经说打我打断了一根尺子，这是我记忆中唯一被打的经历。大多数的记忆都停留在放学回家满屋馒头的飘香，冬天用装在碗里的甜水在室外冻成自制的甜冰花，火炉里热腾腾的烤玉米，还有香喷喷的土豆泥中。记得姥姥还创意地将馒头做成兔子、老鼠、刺猬的模样，姥姥对生活的热情和无论多艰苦的环境下的积极乐观，给了我很大的影响。现在，我也会在有空的时候，做些有创意的菜肴，希望也能给顺顺留下美好的回忆。

因为姥姥的庇护和宠爱，我得以在宽松的环境中长大。直到现在，我还能回忆起小时候趴在姥姥背上的温暖感觉。当我生病的时候，当我睡着的时候，当我们深夜从外回家的时候，姥姥背着我深一脚浅一脚地走在乡间的小土路上，我睡得迷迷糊糊，感觉到姥姥走得很慢很吃力，但我觉得脸贴在她背上，温暖极了。这种感觉，在我成年后，每当遇到困难和过不去的坎，总想到那种感觉，这让我有勇气面对困难。

　　顺顺与姥姥也有天然的亲情，她俩都属马。姥姥八十五岁的时候，顺顺一岁，姥姥用那种新潮的婴儿背带把顺顺背在胸前，哄她玩，还会给她塞上安抚奶嘴。姥姥过九十大寿那年，顺顺五岁，她俩在公园里一起喂鸽子，一起荡秋千，一起吃小吃，顺顺教姥姥怎么吃汉堡喝可乐，姥姥和顺顺一起唱童谣、玩游戏。顺顺一边唱"小猫小猫本领大，看见老鼠抓住它"，一边向姥姥扑过去的时候，姥姥还配合着假装躲开。看着这相差八十四岁的重祖孙享受着天伦之乐，我的心里涌上的只有感动，当我的生命中占有重要地位的人都在身边时，除了感动，只有感恩。

　　相信姥姥一定是有上天庇佑，她五十多岁时，自己坐公共汽车，因为人多，她被人从车门里挤摔下来。因为直接用手撑地，左手大拇指当时就陷了进去，她当时就自己将它拨了出来复位，医生也连连称奇。姥姥八十多岁时曾在澡堂里因蒸气太热晕倒摔跤，头磕在淋浴池上，头顶缝了九针，她缝完针并没有在医院停留就回家了，吃了些消炎药竟奇迹般地好了。九十二岁时在商场坐电梯，为拉住调皮的小重孙，一不小心从滚梯上倒摔下来，居然只是擦破了皮，也没事。

　　姥姥经常说："人像三节草，不知哪头好。"教育我们面临挫折时要乐观，因为好运没准就在前面等着呢。

　　如今，与姥姥相隔千里，山重水阻，却割不断浓浓的亲情，我们几乎每周都与姥姥通电话，听她在电话里底气十足，思维连贯，每每说自己身体很好，几乎很少感冒，叫我们不用担心，让我照顾好家庭和孩子的时候，我就觉得好踏实，好安心。

　　记得小时候，我经常搂着姥姥说："我要和你过一辈子。"
　　姥姥问我："你知道什么叫一辈子吗？"

我天真地回答她:"就是睡一个被窝里。"逗得姥姥哈哈大笑。

时光荏苒,我也有了自己的女儿,她也常依在我的怀里,说要和我过一辈子。有时候,我觉得时光并没有从姥姥那里溜走,只是我们都有了各自的生活,可姥姥一直在我的生命中、生活中。在对女儿的教育上,我延续着从姥姥那里得到的最大的教育理念——坚强、无私的爱。

话说"人到七十古来稀",现在却是"六十不老,七十正好,八十还俏,九十还童"。衷心地祝姥姥寿比南山不老松,祝福天下的老人健康长寿,越活越年轻,越过越精神!

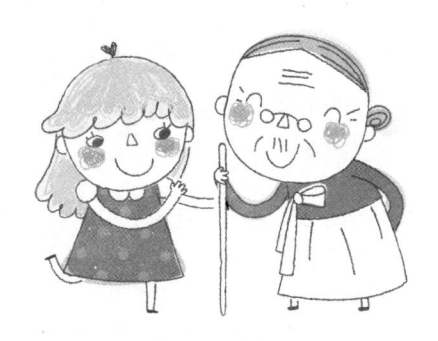

二、送给父母最好的礼物

"我爱你",这三个字有着沉甸甸的分量。

中国人一贯对表达的含蓄让我们觉得,爱不要流于语言,而是要付诸行动上,一切尽在不言中。

"我爱你",这三个字一度成为家里的一个游戏规则:我和顺顺约定,当家庭成员中有一个人不开心的时候,其他人要记得跟他(她)说"我爱你"。

上幼儿园的顺顺觉得这三个字有着强大的魔力,她用来表达开心,也表达道歉,表达她的担心,也表达她的感动,她发现无论用在什么时候,都是一个法宝。

高兴的时候锦上添花,烦恼生气的时候,也能扫除阴霾,阳光普照。

问问自己身边的同事朋友,少有跟父母说"我爱你"的,为什么面对自己的父母,这三个字简单却又那么困难?我想,并不是他们不爱听,而是源于我们心里有一些阻碍,有一些挣扎,有一些坎和结,需要通过自我成长,克服或者迈过去。

三十五年后,我第一次跟父母说了一句"我爱你"时,电话的那头,妈妈笑得有点尴尬,她一个劲地夸我长大了;话筒递给爸爸,本来就少话的他更是不知道怎么回应才好。对于我这么迟的表达,居然冒出了句"没关系",看似突兀却又是那么的意味深长。

我眼前瞬间闪过的情景居然是:八岁时第一次见到父亲,他拉着我去楼下结识小朋友,带我逛了几条街,熟悉陌生的环境。还有雨天里,母亲在泥泞的道路上深一脚浅一脚地陪我去学校报名。

当我们发自内心地向父母说出"我爱你"时,那完全打开的心扉,所获得的力量无疑就是你生命之初的本源力量。

父母给了我们生命,就给了我们所有!

从那一刻起,我开始理解并尊重他们的生活方式。无论过去怎样,活在当下,现在的一切就是最好的。我们选择了自己的父母,他们为我们的生命付出了代价,所以我们要无条件地爱和接纳他们。

就像对待我们的孩子一样。

当年,我们成家离开那座城市的时候,父母每天总是准时坐在电视前收看"天气预报",关注着我们所在城市的冷暖,提醒我们加衣,给我们寄厚被。现在,我们一家人也延续了这个"传统",总是准时聚在电视机前看"天气预报",方寸之间,冷暖总关情。顺顺从小就受影响,一到"天气预报"时间就叫我去看。她小小的年纪,就知道关心居住在不同城市的姥姥、太姥姥和小表弟。

城市的名字并不是符号,而是代表着一种关注和牵挂,我们揣摩着不同城市的天气,感受着那里的温度,就如同呼吸着同样的空气,千里共婵娟,感觉在一起。

经过三十五年才长大的我,希望我的女儿从小就被浓浓的亲情包围,并且永远享受这种待遇。

如果平时没有机会,过年过节的时候,对父母说一句"我爱你",这就是送给他们最好的礼物。

三、永不逝去的亲情

叔叔去世已经六年了，可对他的怀念一点也没有减少，每每想起，依然有温暖的感觉。

叔叔是我的姨夫，对于我而言，是比父亲还要亲的一个人。我自小在姥姥身边长大，姨夫在没有娶姨妈之前，就认识了我，那时我叫他"叔叔"，尽管之后他们结婚了，我还是这样无法改口，直到他去世。但是这一声"叔叔"的称呼，我觉得有着比父亲还要厚重的内容！

叔叔是天津人，个高人帅，头发自然卷，长得很洋气。他在汽车运输公司上班，人缘十分好，只要是认识他的司机，在街上看见我和姥姥，一般都会搭乘我们一段路。所以，从小坐惯了汽车的我，从不晕车，而且非常喜欢汽油的味道。

叔叔在外十分能干，在家也是个好男人。他自小母亲便去世了，照顾五个弱小的兄弟姐妹仿佛是他天生的职责。自父亲去世，兄弟姐妹都成家后，他便把全部的爱给了我们这个家。他洗衣做饭做家务带孩子，甚至背着小表妹去上班，给她换尿片喂牛奶。

叔叔对老人的孝敬也是远近闻名。逢年过节，他是年夜饭的掌勺，他有许多拿手菜，做出来的菜式竟可以与大酒店媲美。因了他的手艺，表妹们过生日时总爱请同学来家里庆贺，他也乐得做一桌菜看着孩子们开心地吃，他说只要女儿开心，就是他最大的开心了。

叔叔和姨妈结婚的时候我大概三岁，那天他借来了录音机，这东西在当时还很稀罕，叔叔把我唱的歌录下来，完了再放给我听，问我："是谁在唱歌啊？"我好奇地说："是里面的姐姐在唱歌。"并且，非要叔叔把它拆了给我找藏在里面的姐姐。结果那天我赖着他抱，并调皮地用小指头捅进他的鼻子，结果捅破出血。可叔叔说起这件往事却总是乐呵呵的。

我从小是姥姥带大，父母不在身边。叔叔把我当亲生女儿一样疼爱，在他有了两个女儿后，对外总称我是她的大女儿。逢年过节，他只要买新衣服、新鞋新手绢，有表妹们的就一定有我的，甚至我的会比她们的好。他会一直陪我们在街上逛，直到每个人都买到合适的衣服。

小时候，我每年夏天都会生一次病，叔叔就背着我上医院，每天带着我去打针输液。有一天我想吃米粉，他就一早坐车去下面县城买回新鲜的米粉，他经常托单位跑长途的司机买回新鲜的禽蛋肉给一家老小增加营养，他自己却从不舍得吃。有一次，他托人从上海买回了一个会眨眼的布娃娃，我们几个女孩子都高兴极了，争着要玩，他让表妹们带到姥姥家和我一起玩。小时候的我虽然不在父母身边长大，却一点也不缺少浓浓的爱。

80年代末，叔叔为了改善家里的经济条件，在客运站边上开了一家小饭馆。那时我已经回到父母身边，那时通讯工具就是写信，但叔叔文化有限，加上忙于生计，交流便少了。过了四年，我初一寒假回去探亲，那天叔叔正在饭馆里忙，看见如同从天而降的我，惊喜万分，不知道要怎么表达他的激动，他不停地搓着手，一个劲地说："你长大了，叔叔都不知道怎么抱你了。"我就哭了。在叔叔家过了暑假，他总是随时让我吃上我喜欢的家乡菜。

叔叔太劳累了，饮食没有规律，强壮的他患了糖尿病。天生乐观的他，带着姨妈去了一趟黄山，回来给我带了一个竹笔筒作纪念。没想到，这成了他留给我的唯一一样东西了。

我回老家探亲几次，看到曾经健壮的叔叔消瘦了，他曾经浓密的头发也剃光了，他开始穿小号的衣裤，并且走路也缓慢了。尽管这样，每次临走的时候，他还是张罗着给我买票，并且一趟趟出门去买回各种各样的家乡特产，或者托人从外地带回土特产，他还熬夜亲自做叉烧、脆哨、熏鱼、米粉肉……那时，他的脚已经有麻木的感觉，经常一脚踏空，但无论怎样，他总是要把我的箱子装得满满的。

叔叔不怎么表达自己的感情，就用这样的方式爱我。可我们终归不是父女，我们没有任何血缘关系，我们长年不见也不再生活在一起，他不能像对自己的女儿一样随便地与我开玩笑了。我也不能像一个女儿那样撒娇了，我很想找一个爱他的方式。可是我成人后，对他的感情除了一个女儿的感情以外，还有对一个男人的欣赏和景仰。我结婚那天，他喝了酒，他开心得像一个父亲嫁女儿。对这个女婿，他十分喜欢，和我爱人喝了许多酒。

我做了母亲，却没有机会让叔叔看见我的女儿。他是那么爱孩子，已经在病床上做透析的他还在电话里给我两岁的女儿顺顺唱歌，他唱的竟是我小时候喜欢唱的儿歌："小皮球，香蕉梨，马兰开花二十一……"叔叔费力地唱完，还让顺顺给他念一首诗，"小白兔，白又白，两只耳朵竖起来……"虽然我在电话线两边，可我也感觉到了这爷孙俩浓浓的亲情，叔叔把对我的感情，延伸到顺顺身上。我仿佛又回到了二十多年前，那时叔叔还风华正茂，我也无忧无虑。

为了治病，家人也试过许多方法，花了不少钱，但是总不见起色，叔叔不愿打扰别人，常常自己慢慢从住的五楼走下来去医务室打针。后来，糖尿病发展为尿毒症，肾功能衰竭，做血透，浑身水肿。

治疗十分痛苦，家人轮流陪护，他生性乐观，尽量不让家人看出他的痛苦。他惦记着大女儿的婚事、二女儿的工作，因为他的挂记，家人才没想到那天夜里十一点，他会支开所有人，以一瓶自己泡的药酒结束了他不到五十八岁的生命。选择离开，非他所愿，总归是不想再拖累家人，在他弥留之际十分不舍，他是很痛苦的。听到大表妹半夜里传来的噩耗，我的心咯噔一下，听到她那边泣不成声，我心如刀割。

之后两年，大表妹结婚生子，二表妹也成了家并考上公务员，这都是叔叔生前的愿望，可是，他都没有看到。我宁愿相信这一切，都是他上天有灵，在保佑家人，他选择了离去，是为家人活得更好。

大表妹结婚的时候，我第一次携女回到家乡，叔叔已经是一抔黄土。

顺顺奇怪地指着墓碑后的坟问我："妈妈，姨公就住在这里吗？"

我强忍住眼泪，告诉她，"姨公就住在这里，他听得见我们说话。他是个非常好的人，他很喜欢妈妈，妈妈像你这么大的时候，他就把我扛在他肩膀上。"

顺顺懂事地模仿我的样子，给叔叔磕了头。

我无法想象叔叔病痛中的模样，在我记忆中的他还是遗照上那个微笑的样子，甚至永远都定格在他结婚那天，我捅破了他的鼻孔的瞬间。

那一天上山，不知是谁说了一句："再也没人做得出二哥（叔叔在家排行老二）的脆哨味了。"

姨妈的眼睛红了，她和叔叔生活了那么多年，叔叔的手艺她没有学到，因为叔叔的爱惜。

我无法让女儿理解这份感情，就像我无法再向叔叔表达我对他的感情一样。我多想再抱抱叔叔啊，像我小时候他经常抱我一样，因为我的不善言表和表达方式的内敛，这竟成了一种遗憾，永远的遗憾。

如果他在天国能够听见，我想说："叔叔，我一直像爱一个父亲一样的爱你！"物是人非，但浓浓的亲情永远不会从我们的生活中消失。

愿逝者安息！生者平安！

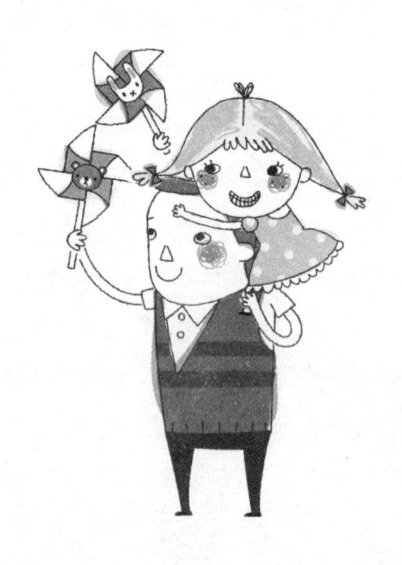

四、幸福感，有没有

"你感觉到幸福了吗？"当我这样问的时候，许多人都要思考一下，不能立即作答。

那么，你还能回想起从前的幸福感觉吗？闭上眼睛，从有记忆的童年开始回想：一根冰棍、一件过年的新衣裳、一句老师的表扬、一次学校的春游、一个假期、一场电影、亲人的久别重逢、同学的聚会、一张录取通知书、一个闲暇的周末、一份来之不易的工作、一次没想到的加薪、一次偷偷的牵手、一个突然的吻、孩子的第一声"妈妈"、一把新房的钥匙……

许多温馨的片断从眼前闪过，每一个都曾带来幸福的感觉，可是，当被问到"你现在感觉到幸福吗"，为什么会一时语塞？为什么那些曾经的感动现在不能再让我们掀起微澜？

有人说："幸福=美满家庭+稳定的工作和收入+属于自己的房子。"据相关调查显示，已经拥有以上指标的白领，并不比风餐露宿、背井离乡的民工的幸福感更高。农村人的幸福感比城里的人更强。甚至出现了"活得越好越痛苦""吃肉骂娘""越穷越开心"的现象。金钱、地位、名誉、成功等似乎与个人的生活质量关系较大，可是通过调查，这些也不是直接影响幸福感的因素。

幸福是什么，幸福是人们对生活满意程度的一种主观感受。

所谓"幸福指数"，就是衡量这种感受的主观指标，也就是幸福感。

以前那些能给我们带来幸福的指标，现在已经轻易地实现了，物质生活水平的极大提高、交通的便利、人际交往的多元化、社会给人提供的各种机会、速食速配、"围脖"沟通的年代，让一部分人不再以最基本的需要作为奋斗的目标和生活的动力了，取而代之的是更高层次的追求和完成自我的实现。

马斯洛的需要层次理论告诉我们，人的需要分为五个层次：生理需要、安全需要、爱和归属的需要、尊重的需要和自我实现的需要。由低到高的满足就好像一个金字塔。

对照一下就可以发现，低层次的需要比较容易满足，而且生活在这个层次的人只要生活水平有点提高，就能有幸福感。试想一下，一个月薪三百元的民工只要增加一倍的工资就能感觉到生活的美好，可是一个月薪三万的高层，如果同样增加三百元，对他来说就是凤毛麟角，无关痛痒，更别提幸福感了。原有的需要层次提高了，人就不容易得到满足。到了金字塔尖，当所有较低层次的需要都得到持续不断的满足时，人才受到自我实现需要的支配，可是，即使有自我实现的愿望，却只有少数人才能实现，于是，更多的人在不断的追求过程中不能认定自己是幸福的。

曾经有一首名为《幸福在哪里》的老歌，这样唱道：

幸福在哪里？朋友啊告诉你，她不在柳荫下，也不在温室里，她在辛勤的工作中，她在艰苦的劳动里。啊，幸福，就在你晶莹的汗水里。

幸福在哪里？朋友啊告诉你，她不在月光下，也不在睡梦里，她在精心的耕作中，她在知识的宝库里。啊，幸福，就在你闪光的智慧里。

这首激励人们劳动创造美好生活、知识决定高度和幸福的歌，在上世纪80年代一度成为追求幸福的航标，虽然现在已经被滚滚歌坛淹没，但是，它提出的"幸福在哪里"的话题至今仍发人深省。至少它提示我们，所谓"幸福"是需要付出的。

现代心理学家通过广泛的调查和研究发现，良好的人际关系——尤其是亲子、夫妻、亲密朋友之间等关键的人际关系的融洽，是人生幸福最重要的决定因素。

就是说，即使你位高权重、家财万贯，如果你曲高和寡、众叛亲离，也不会有幸福。只要我们对人真诚友爱、关怀体贴、理解宽容，我们就能从良好的人际关系、爱的感受中收获幸福。

从某种意义上说，幸福是一种生活态度和生活方式。

"你是幸福的我就是快乐的，为你付出得再多我也值得。"

网络上说，幸福就是做加减乘除。即：幸福=当下的快乐+未来的快乐；幸福=正面情绪-负面情绪；幸福=个人快乐×分享人群；幸福=个人能力/参考预期。

珍惜你的拥有，真诚待人，幸福也许就会悄然而至。

幸福就是你感觉到幸福。

五、挠挠"七年之痒"

今夏的雷阵雨总搞突然袭击,出门在外的我看着越来越阴沉的天空,心里也越来越慌,想起早上出门时没有关上的门窗,一场暴风骤雨后会是什么模样,原本有一次家里被淹经历的我犯起了嘀咕。

"现在担心有什么用啊,还不如安心吃饭呢。"顺爸无关痛痒地说了一句。

"敢情家里淹了也没你什么事,反正是我打扫,你不劳动,所以才不会心痛别人的战斗成果。"我斗气地说,可是说什么也没用了,瓢泼大雨瞬间已然浇灭了斗志。

"好了好了,大不了回去我收拾。"他没好气地说。

好在雷雨来去匆匆,赶紧回到家,他上各屋扫视了一番,乐颠颠地汇报说:"没事,只是窗台上进了点雨。"他拿块抹布迅速擦一下就完事了。

第二天早上,等他上班去了我才发现,哪里只是窗台啊,阳台的地面上、卧室的窗户和门玻璃上都污渍斑斑,客厅的地垫和孩子散落的玩具上全是泥……那一阵大风几乎席卷了我们的半个家，他却只看到窗台。

我只好重新清理，顺便擦了所有的桌子，拖了地。在刷鞋的时候，发现孩子的凉鞋襻坏了，卫生间的皂盒又黏不住第N次掉了下来，牛奶又没有了……我的火腾腾地升起来，这一切都怪那个不关窗户说下雨也没事的人，那个眼里没活马马虎虎的人。

我又累又气，汗流浃背地打扫着，边干边想，越想越委屈。想想自己为家的付出，是汗是泪我都不想擦了。

这个没有情趣的理科生，连谈恋爱时也没有为糊弄我而多背点诗词，有一次出去旅游，在满池荷花前想来点应景的诗，我说了上句"接天莲叶无穷碧"，问他下面是什么，他居然说是"藕"！我晕！

记得婚前，我们约定以后即使吵架了也不要生气，因为他怕挠痒痒，只要一挠痒痒，对方就会绷不住地笑，可是现在，都没挠痒痒的工夫了。

不知不觉，结婚七年了，爱情就像放久了的苹果，收了水变了味干瘪瘪皱巴巴。那个写"最浪漫的事就是和你一起慢慢变老，老得哪儿也去不了，我还依然把你当成手心里的宝"的人，当时恐怕没有结婚，就是结婚了也一定没有七年，不知道慢慢变老容易，永远把对方当成个"宝"可是难事一桩。

正胡思乱想着，我一抬头，突然发现原本灰蒙蒙的纱窗因为这场大雨的洗刷而变得清净透亮，虽然窗台地面上溅上了泥水，可是想不到平时刷起来很费劲的纱窗却因此被彻底冲洗了一遍。

他这时正好打电话来问："你在干什么呀？"

"我正在想'七年之痒'。"我没好气地说。

"七年之痒？什么意思啊？"看来七年了，他的文学水平也不见长。

"就是说结婚七年了,要经常互相挠痒痒。"

"是吗?噢,知道了。"他到底明白什么了?

虽然每次通话,他似乎都没有想好要说什么,可是自从我们认识十三年以来,没有一天不通话,无论在哪里。没有电话的时候,是公用电话的常客,没有手机的时候,IC卡能堆一箱子,现在,他也从没有买过新手机,用的永远是我淘汰下来的那一款。

他就是一下班就想回家的那个人,即使到了楼下也要等我一起上楼的那个人,他就是用手掌给我遮阳避雨的那个人,第一时间与我分享任何事的那个人,把工资卡放在我包里的那个人,在家里充当万能修理工的那个人,早上问我他要穿什么衣服的那个人,独自睡就会不踏实的那个人,就是婚前万事不求人、婚后什么都找不到只知道张嘴就问无限依赖我的那个人,婚前恨不得跟我变连体、婚后大摇大摆地走在前面我怎么都追不上的那个人……

最重要的是,他就是孩子的爸爸,在家里树立规矩,时而严肃时而雀跃的那个人;曾经把孩子举过头顶,推她荡秋千,陪她练习打球,一起踢毽子的那个人;就是教她奥数题,和她一起学古筝,比赛对魔方,并把她背在背上,即使颈椎变形也要扛她在肩膀上的那个人;就是那个唯一肯陪她在游泳池里游来游去的那个人,无论如何也会想办法请假去开家长会的那个人;就是假装加班很晚也要等她睡熟的那个人……

从窗户眺望出去,视野清晰了,心情也豁然开朗。

屋子沾上了灰尘可以打扫,却不要让爱的心灵蒙尘;房子需要经常收拾,婚姻更需要长期的经营。当你计较公平与否时,它也正在走远。

有房子不代表就有家,给孩子一个遮风避雨的家,需要两个人用心支撑,用爱充满。

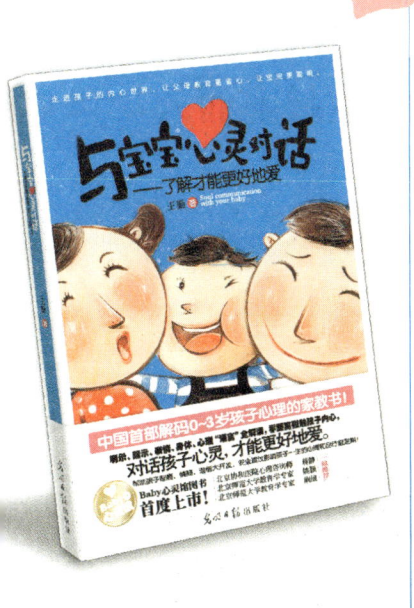

走进孩子的内心世界，
让父母教育更省心，
让宝宝更聪明！

中国首部解码0~3岁孩子心理的家教书！

Baby心灵馆系列

第一部，《与宝宝心灵对话——了解才能更好地爱》

明示、暗示、表情、身体、心理"语言"全解读，
零距离碰触孩子的内心。

对话孩子心灵，才能更好地爱，
帮助孩子智商、情商、潜能大开发，
安全渡过影响孩子一生的心理品行塑定期！

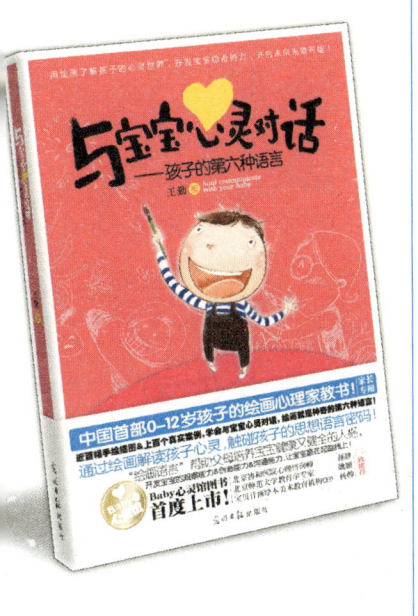

用绘画了解孩子的心灵世界，
开发宝宝综合能力，
开启未来无限可能！

中国首部0~12岁孩子的绘画心理家教书！

Baby心灵馆系列

第二部，《与宝宝心灵对话——孩子的第六种语言》

近百幅手绘插图&上百个真实案例，
"绘画语言"帮助父母培养宝宝健康又健全的人格。
开发宝宝的观察能力&创造能力&沟通能力……
12岁以前教你用绘画全方位开发孩子的各种能力！

当当网、卓越网及全国各大书店均有销售，敬请关注！

定价：32.80元/册 ● 出版社：光明日报出版社

担心孩子将来一事无成，担心孩子输在起跑线上，早教中心、儿童诊所、儿童用品企业趁虚而入，不堪重负的超级小孩&经济负担沉重的父母，你确定可以成为一名合格的"家长"？

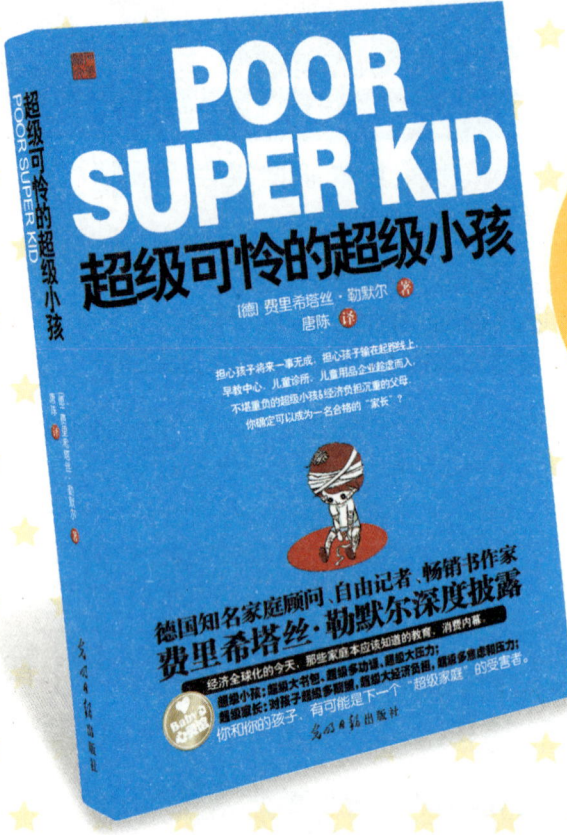

POOR SUPER KID
超级可怜的超级小孩
[德] 费里希塔丝·勒默尔 著
唐陈 译

如果
您即将为人父母或已经在教育中遇到难题，请打开这本书寻找原因和解决之道。

作　者：[德]费里希塔丝·勒默尔
译　者：唐陈
定　价：29.90元
出版社：光明日报出版社

德国知名家庭顾问、自由记者、畅销书作家
费里希塔丝·勒默尔深度披露

经济全球化的今天，那些家庭本应该知道的教育、消费内幕。

超级小孩：超级大书包、超级多功课、超级大压力；
超级家长：对孩子超级多期望，超级大经济负担，超级多焦虑和压力；
你和你的孩子，有可能是下一个"超级家庭"的受害者。

教育无时代之别，老祖宗育儿同样"步步精心"

公开中国老祖宗独一无二的育儿智慧，献给在育儿路上茫然无措的父母。

作　　者：懿湘
出 版 社：光明日报出版社
定　　价：29.80元
ISBN：978-7-5112-1958-9

**父母的教育方法往往决定孩子的一生！
只有读懂中国本土的育儿智慧，
才能在中国培养出优质的孩子！**

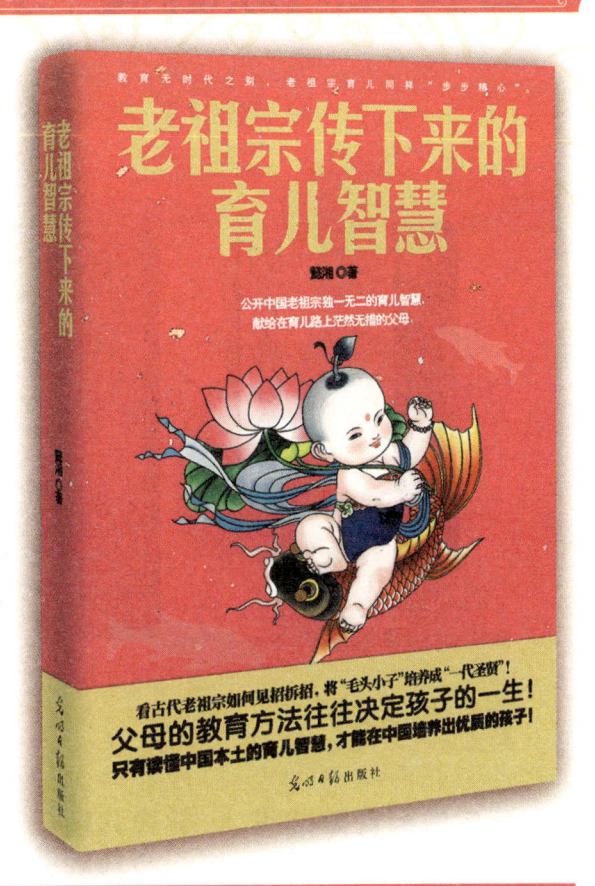

《老祖宗传下来的育儿智慧》

"身教高于言传"，想要培养出"优质"的孩子，必先自己成为"优质"的父母！
棍棒底下未必出孝子！溺爱只是动物本能地爱！放养也要讲方法！
遗之以利不如遗之以义！成于俭约败于奢靡！
……

中国老祖宗五千年的育儿智慧，
让西方教育家汗颜！
别再人云亦云跟随所谓"西方脚步"，
原来所有的"西方教育学说"都源于中国古代！

当当网、卓越网及全国各大书店均有销售，敬请关注！

早教是门必修课，找对权威是关键！

国学早教课堂，
最适合中国人的早教启蒙书！

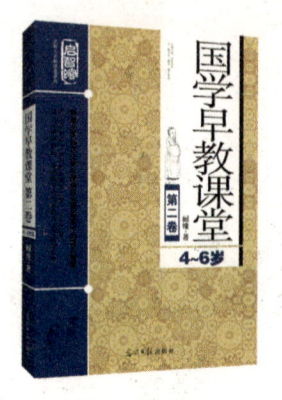

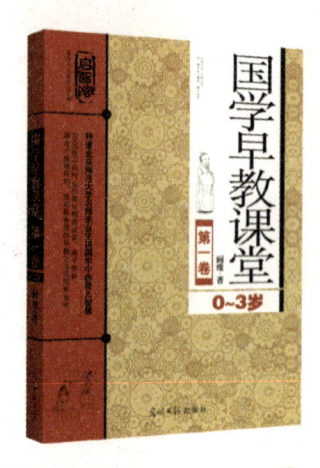

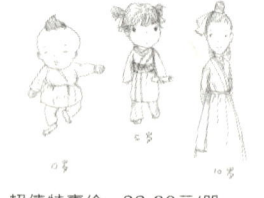

超值特惠价：32.80元/册
（随书附赠超值赠品，敬请留意近期书店活动）

出版社：光明日报出版社

当当网、卓越网及全国各大书店均有销售，0~3岁版已经上市，敬请关注！

最权威！
特邀北京师范大学**著名教育专家阚维**亲自主讲国学中的育儿智慧。

最实用！
作者把国学中的**经典育儿智慧**和自己的**育儿经验**结合起来，让早教更加贴近现实。

最真实！
本书由5000位不同行业的家长提前试读、并亲子体验，受到一致好评。

怎么胎教最科学？
怎么全面培养孩子能力？
宝宝语言水平提高怎么这么难？
开发宝宝的潜能有哪些妙计？
怎样有效预防宝宝的坏习惯？
……

看完本书，你将一一秒杀这些问题！

适合才是硬道理，
只有此书才能让你在中国教育出最优秀的孩子！

购书前请认准：北师大名师课堂系列